Inhalt

Für alle jene, die in Sachen Sex
auf der Suche nach ausführlichen
und verlässlichen Informationen sind.
Und für alle, die wissen,
dass die eigene Sexualität
immer neue Horizonte öffnet.

1. Kapitel

Der Super-Orgasmus

Das Büfett der Lust ist eröffnet

In meinen Sexseminaren werden mir viele interessante und bisweilen auch lustige Fragen zum Thema Sex gestellt, vor allem, was den Orgasmus betrifft. Die Fragen, die mich am meisten beschäftigen, betreffen die Unsicherheit von Männern und Frauen in Sachen Orgasmus. Ich erinnere mich an eine Frau, die nach 29-jähriger Ehe vor kurzem Witwe geworden war. Sie sagte: »Ich weiß nicht, ob ich je einen Orgasmus gehabt habe. Ich glaube schon, aber ich bin mir nicht sicher. Wie kann ich das wissen?«

Ähnliches sagte ein Mann, der erzählte, seine Freundin sei überzeugt, dass sie einen Orgasmus erlebt habe, doch er sich nicht sicher sei, ob das auch wirklich stimmte.

Wie kommt es zu dieser großen Unsicherheit bei einer so wichtigen Sache? Das ist eine der Fragen, die ich in diesem Buch beantworten will.

Kürzlich fragte mich ein Freund aus Frankreich, wie ich nach acht Jahren Sexualforschung, Hunderten von Geschichten, die ich gehört habe, und unzähligen Büchern, die ich zum Thema Sex gelesen habe, immer noch offen und unbefangen gegenüber Sex sein könne. Er meinte, meine Einstellung zum Sex müsse doch »deformiert« sein (wir wollen ihm diesen klei-

nen Übersetzungsfehler nachsehen). Als ich ihn fragte, wie er
darauf käme, sagte er, dass seine Firma Tongeräte herstelle
und er alles Erdenkliche über diese Musiksysteme hatte lernen
müssen. Und jetzt könne er keine Musik mehr genießen, weil
er dabei nur noch die Verzerrungen von Systemen oder Geräten
hören würde. »Also«, erwiderte ich, »dieser Vergleich hinkt.
Bei Musikgeräten weiß man genau, wie sie sich anhören sollten, aber beim Sex gibt es Gott sei Dank keine genauen Vorschriften oder Richtlinien.«

Ich möchte damit klarstellen, dass ich dieses Buch als eine
Anleitung, eine Sammlung von Vorschlägen betrachte, aber
niemandem irgendwelche Vorschriften machen möchte. Jeder
Mensch sollte einem sexuellen Erlebnis mit Erregung, Vorfreude und dem Gefühl begegnen, etwas Neues über sich selbst
oder die Vorlieben und Abneigungen des Partners entdecken
zu können. Niemand sollte Sex mit Angst oder Unsicherheit
begegnen und das Gefühl haben, etwas tun zu müssen oder
nicht zu dürfen. Wir haben weiß Gott schon viel zu oft gehört,
was wir im sexuellen Bereich tun oder fühlen sollten. Ich
konnte stattdessen in den vielen Jahren, in denen ich meine
Seminare nun schon veranstalte, feststellen, dass es eine ungeheuer große Bandbreite gibt, wie Frauen und Männer sexuelles Vergnügen erleben. Es scheint ein grenzenloses Potenzial an
Dingen zu geben, die man ausprobieren kann, und ein ganzes
Universum an Möglichkeiten, die erkundet werden wollen. Ich
bezeichne dieses Phänomen als »Büfett der Lust«. Manchmal
möchte man vielleicht nur eine Vorspeise kosten, ein anderes
Mal nach guter alter Hausmannskost greifen und gelegentlich
ein mehrgängiges Menü vom Feinsten genießen.

In diesem Buch geht es darum, dass wir die Möglichkeit
haben, alles zu probieren, was wir wollen. Intimität ist wie ein
Tanz. Man weiß sozusagen, wo es langgeht, aber man macht
nicht jedes Mal dieselben Schritte. Vielmehr zielt man auf eine

Vielfalt an fließenden Bewegungen ab. Ein Seminarteilnehmer meinte dazu: »Ich weiß, dass ich zwei oder drei Dinge tun möchte, die ich wirklich gut kann und von denen ich weiß, dass sie für uns beide funktionieren.«

Geheimtipp aus Lous Archiv

Kate White, leitende Redakteurin bei der Zeitschrift *Cosmopolitan*, erklärte, dass die Leserinnen immer wieder die eine Frage stellen: »Wie kann ich beim Geschlechtsverkehr einen Orgasmus bekommen?«

Wenn Sie bereits meine beiden anderen Bücher *(Der perfekte Liebhaber* und *Die perfekte Liebhaberin,* Mosaik) kennen, fragen Sie sich vielleicht, ob es überhaupt noch Informationen zum Thema Sex und Orgasmus gibt, die nicht in den Büchern für *ihn* und für *sie* stehen. Eine gute Frage. Zuerst dachte ich auch, dass es nichts Grundlegendes mehr zu schreiben geben könne – außer vielleicht ein paar Details. Irrtum! Ich stellte nämlich fest, dass es noch sehr viel mehr zu lernen gibt.

Wenn Sie *Die perfekte Liebhaberin* oder *Der perfekte Liebhaber* noch nicht gelesen haben, dann lernen Sie hier nicht nur alles, was es zum Thema Orgasmus zu wissen gibt, sondern Sie erfahren auch, dass ich Sex nicht als Anstrengung betrachte, die nur den Orgasmus zum Ziel hat, sondern vielmehr als breite, geschwungene Allee in Richtung Vergnügen. Ein Orgasmus ist natürlich ein wunderbares, befriedigendes Erlebnis, aber er sollte nicht das einzige Ziel und die alleinige Triebfeder Ihres Sexlebens sein.

Sicher erinnern Sie sich, dass sich in der westlichen Welt in den Achtzigerjahren alles um den Konsum und das Anhäufen materieller Güter drehte. Nun, unsere Einstellung zum Sex hat unter derselben Leistungsorientierung gelitten, die diktierte, dass man immer Höchstleistungen bringen und möglichst viele außergewöhnliche Erfahrungen sammeln musste. Es gab bestimmte Arten von Erfahrungen, die man einfach machen *musste*, wie den mehrfachen Orgasmus, der selten definiert, aber immer erwartet wurde. Und dann der gleichzeitige Orgasmus! Es gab Paare, die glaubten, dass sie nur auf den Knopf drücken mussten, um beim Sex jedes Mal die Wonnen des gemeinsamen Höhepunkts zu erleben.

Glücklicherweise haben wir diese konsumorientierte Einstellung heute wieder abgelegt oder stellen sie zumindest in Frage, sodass wir uns jetzt damit auseinander setzen können, was uns beim Sex wirklich zusagt. Heute geht es eher um Einfachheit und mein Ziel ist es, in diesem Buch klug Fakten und Erfahrungen einfach und amüsant darzustellen.

Bei meinen Recherchen habe ich auch entdeckt, dass es eine viel größere Bandbreite an Orgasmuserfahrungen gibt, als ich mir vorgestellt hatte. Der Super-Orgasmus stellt nicht nur die aktuellsten Informationen zum Thema Orgasmus für Frauen und Männer zusammen, sondern macht sie auch so zugänglich, dass Sie das Buch allein oder gemeinsam als Paar lesen und Ihre Erfahrungen miteinander teilen können.

An dieser Stelle möchte ich noch eine kleine Warnung aussprechen: Niemand sollte dem Partner das Gefühl geben, dass er ein Problem hat, dass es ihm an technischem Geschick oder an Sinnlichkeit mangelt, oder ihm vorwerfen, dass er eine bestimmte Form des Orgasmus nicht erlebt. Schuldgefühle und Scham helfen nämlich nicht weiter, im Gegenteil.

Bevor Sie sich in die folgenden Kapitel vertiefen, möchte ich Ihnen einige Gründe nennen, warum Sie meiner Meinung nach mehr über den Orgasmus wissen sollten. Zum einen erleben Frauen und Männer den Orgasmus sehr unterschiedlich. Während Männer einen Orgasmus auf maximal sieben verschiedene Arten erleben können, sind es bei Frauen bis zu zehn verschiedene Arten! Haben Sie schon einmal vom Mundorgasmus gehört? Oder vom Zonenorgasmus? Vom Brustorgasmus? Beide Geschlechter können einen solchen Orgasmus erleben. Zum anderen durchlaufen Männer und Frauen physiologisch betrachtet verschiedene sexuelle Erregungszyklen. Ein Paar, das versucht, gemeinsam zum Orgasmus zu kommen, muss sich deshalb mit einigen ganz natürlichen Herausforderungen auseinander setzen.

Historisches und Amüsantes

Im Lauf der Geschichte wurde Sex auf sehr unterschiedliche Weise umschrieben.
Hier einige Beispiele:
- Hereinkommen und sie wieder erkennen (Ludwig XV. zugeschrieben)
- Seinen Speer in die Zukunft werfen (Franz Liszt)
- Eine lange Unterhaltung führen
- Eine Respektlosigkeit gegenüber meiner Person
- Ein Werkzeug (Lord Byron)
- Von Mitleid übermannt werden
- Sich wie eine Frau fühlen

Dieses Buch wird Ihnen zu neuen Einblicken in den eigenen Körper, den Ihres Partners und den Orgasmus im Allgemeinen verhelfen. Es vermittelt das nötige Bewusstsein, um einen Orgasmus – in welcher Form auch immer – zu erleben oder sich dafür zu entscheiden, keinen Orgasmus zu haben, wenn Sie dies vorziehen.

Obwohl dieses Buch vollständig informiert und in sich abgeschlossen ist, können Sie es auch zusammen mit den ersten beiden Büchern benutzen. Das erste ist für *sie* gedacht, das zweite für *ihn* und das dritte für Sie beide zusammen. Leser, die mit meiner Art zu schreiben bereits vertraut sind, werden einige Techniken wieder erkennen, beispielsweise die mittlerweile berühmten manuellen Sextechniken, wie die Ode an Bryan und orale Techniken wie Siegel und Ring. Ich wiederhole sie hier für neue Leser und für alle, die ihr Gedächtnis auffrischen möchten. Meine neuen Leser heiße ich auch willkommen. Die hier vorgestellten oralen und manuellen Techniken sind nur die Spitze des sprichwörtlichen Eisberges. Mit anderen Worten: Wenn diese Techniken für Sie und Ihren Partnern funktionieren, können Sie Ihr sexuelles Repertoire mit den anderen beiden Büchern nach Belieben erweitern.

Was Frauen und Sexualität betrifft, bin ich der Ansicht, dass sie das Recht auf ausführliche, respektvolle und amüsante Informationen haben, die ihnen auch wirklich etwas bringen.

Dasselbe trifft natürlich auf die Männer zu. Unsere Kultur geht einfach davon aus, dass Männer sich in Sachen Sex auskennen, und deshalb bekommen sie oft nur ungenaue Informationen in Bezug auf den eigenen und den weiblichen Körper und ziehen möglicherweise die falschen Schlussfolgerungen.

Historisches und Amüsantes

Die beliebteste Zeit für Sex ist gegen 23 Uhr, speziell an den Wochenenden.

Die Mehrzahl der Paare, die ich treffe, möchten ihre sexuelle Beziehung lebendig halten oder neu beleben. Gleichzeitig wissen sie, dass Sex, unabhängig vom Alter, nach fünf Monaten, fünf oder fünfundzwanzig Jahren nicht mehr so neu und aufregend ist wie am Anfang. Ich hoffe, dass dieses Buch Paaren einige Alternativen und Ideen bietet, mit deren Hilfe sie ihrem Sexleben Feuer und Energie verleihen. Dazu zeige ich Techniken, die sowohl für jung verliebte Paare als auch für »alte Hasen« interessant sind.

In meinen Seminaren konnte ich einen Trend beobachten: Die Neugier und die Bereitschaft zu Experimenten nimmt zu, zum Beispiel im Bereich Sexspielzeug oder Stellungen. Oft bauen Frauen und Männer ein bestimmtes Spielzeug, beispielsweise einen Vibrator, in ihr Liebesspiel ein, wenn sie es erst einmal ausprobiert haben. Wahrscheinlich tun sie dies nicht jedes Mal, sondern dann, wenn sie für mehr Abwechslung sorgen wollen.

Dieses Buch bietet auch brandneue Erkenntnisse aus dem Bereich der physiologischen, sexuellen Reaktionen bei Männern und Frauen. So können Forscher heute mit ungeheurer Genauigkeit die Nervenbahnen und Muskelwege verfolgen, die der Orgasmus im Körper nimmt. Auf Grund dieser Informationen können wir Orgasmusreaktionen besser erzeugen und intensivieren.

Medikamente wie Viagra haben die Türen mit Sicherheit noch weiter aufgestoßen. Es ist interessant, dass Wissenschaftler praktisch zufällig auf die Einsatzmöglichkeiten von Viagra als sexuellem Hilfsmittel gekommen sind. Ursprünglich wurde dieses Medikament zur Behandlung von Herzerkrankungen entwickelt. Als die Forscher ihre klinischen Studien beendet hatten, stellten sie fest, dass die männlichen Teilnehmer ihre Medikamentproben nicht zurückgaben. Später erfuhren sie, dass diese Männer mit Viagra erstmals seit Jahren wieder Erektionen hatten und potent geworden waren. Ganz klar, dass sie die Medikamentenproben nicht zurückgeben wollten! Mit dieser »Nebenwirkung« hatte der Pharmahersteller das große Los gezogen.

Was den weiblichen Orgasmus betrifft, haben wir verschiedene »Trends« kommen und gehen sehen. Zuerst war da die unanfechtbare Dominanz des Klitorisorgasmus, dann war es die Suche nach dem G-Punkt, und bevor die Frauen Zeit zum Luft holen hatten, erfuhren sie, *dass alle* Frauen beim Orgasmus ejakulieren. Es gibt zwar diese verschiedenen Arten des Orgasmus und sie können manchen Frauen ungeheures sexuelles Vergnügen bereiten, aber es handelt sich nicht um universelle Wahrheiten. Meiner Meinung nach sind die Medien und die Pornoindustrie für die Etablierung falscher und unrealistischer Erwartungen mit verantwortlich.

Historisches und Amüsantes

Einem kürzlich im *New England Journal of Medicine* erschienenen Bericht zufolge nimmt die sexuelle Aktivität bei Frauen bei Vollmond um 30 Prozent zu.

Wie aber können Frauen wissen, was wahr, teilweise wahr oder gar nicht wahr ist, wenn bestimmte Dinge nicht im Kontext gesehen werden? In Kapitel zwei werde ich näher erläutern, wie sich bestimmte Mythen im Bereich Sexualität tagtäglich auf uns auswirken.

In Kapitel drei beschreibe ich die körperliche Seite des Orgasmus im Detail – welche Wirkung er auf die Geschlechtsorgane und den Rest des Körpers hat. Zu Ihrer Orientierung finden Sie dort auch zahlreiche Abbildungen. Sie werden feststellen, wo hier Unterschiede und Gemeinsamkeiten zwischen Männern und Frauen bestehen. Ich habe Wissenswertes zu Medikamenten aufgeführt, die sich sowohl positiv als auch negativ auf die Orgasmusfähigkeit auswirken. Wie immer habe ich auch Faktoren wie Alter, den Gesundheitszustand und die sich ständig ändernden emotionalen Bedingungen in Betracht gezogen, die die Lust am Sex beeinflussen.

Sex ist eine multidimensionale Erfahrung, denn sie bezieht nicht nur den Körper, sondern auch den Geist mit ein. Haben Sie jemals das Gefühl gehabt, dass Ihr Körper sich gehen lassen will, dass ihm aber der Geist dabei im Weg steht? In Kapitel vier geht es daher um die mentale Seite des Orgasmus. Wie behindern Ihre Einstellungen, Erwartungen oder Ängste Ihre

Fähigkeit, Lust zu erfahren. Ich glaube grundsätzlich, dass wir die Freiheit haben, auf jede erdenkliche Art unser Vergnügen zu suchen, solange dabei der Sicherheit Rechnung getragen wird, d.h. solange Methoden zur Schwangerschaftsverhütung und zur Verhinderung von Krankheiten eingesetzt werden. Ich meine damit nicht, dass sie – koste es was es wolle – Ihr Vergnügen verfolgen sollen, sondern dass Sie selbst auferlegte Barrieren in Sachen Sex abbauen. Sex, und speziell der Orgasmus, können Vitalität und Energie verleihen und die Selbstachtung stärken. Wenn Sie diese Energie mit Ihrem Partner teilen, sind der Intimität und dem Vergnügen praktisch keine Grenzen gesetzt. Und gegen solches Vergnügen haben Sie doch sicher nichts einzuwenden, oder?

Das Herzstück dieses Buchs sind sicherlich die beiden Kapitel, die die neuesten Informationen zu Orgasmusarten und Techniken für Frauen und Männer enthalten. In Kapitel fünf und sechs lüfte ich anschließend so manches Geheimnis und stelle ein paar interessante neue Dinge vor. So beschreibe ich Positionen, die für bestimmte Arten des Orgasmus am besten geeignet sind, und zeige Möglichkeiten auf, wie Sie Vertrautes entsprechend anpassen können.

In den nächsten beiden Kapiteln geht es um medizinische Fragen in Bezug auf den Orgasmus (oder auf das, was den Orgasmus verhindert) sowie um Mittel, mit denen Empfindungen erhöht werden können, wie Aphrodisiaka, Massagetechniken und Gleitmittel.

Zu guter Letzt habe ich in Kapitel neun einige Ideen zusammengestellt, wie Sie die sexuelle Begegnung mit Ihrem Partner zu einem spirituellen Erlebnis machen können. Ich beschreibe meine Version des Tantra, wozu ich exotische und asketische Quellen ausgewählt habe. Hier lernen Sie die traditionellen Techniken des Fernen Ostens zur Verlängerung und Kontrolle von Erektion und Ejakulation und zur Intensivierung des Orgasmus kennen. Haben Sie nicht Lust auf eine Reise in fremde Kulturen?

Das Wichtigste ist aber, dass das Lesen dieses Buches Ihnen Spaß macht. Die zusammengetragenen Informationen sollen Ihren Horizont erweitern, Ihre Neugier wecken und Ihren Appetit anregen.

Viel Spaß!

2. Kapitel

Die Wahrheit über den Orgasmus

Weit verbreitete Mythen über den Höhepunkt

Die Überschrift dieses Kapitels fasst meine Absicht bereits zusammen: Mir geht es um die Offenlegung von Vorurteilen und
Falschinformationen rund um den Orgasmus. Es gibt Hunderte von Mythen, die uns daran hindern, den Höhepunkt zu
erreichen oder zu genießen. Hier sind nur einige davon:

- Der gleichzeitige Orgasmus ist befriedigender als der separat
  erlebte Höhepunkt.
- Der gleichzeitige Orgasmus ist die Voraussetzung für die se-
  xuelle Harmonie in der Partnerschaft.
- Menschen, die sexuell enthaltsam leben, sind gesünder.
- Die wiederholte sexuelle Erfahrung einer Frau mit einem
  Mann kann später bei einem Kind, das von einem anderen
  Mann gezeugt wurde, »Spuren« hinterlassen.
- Alle Frauen können beim vaginalen Geschlechtsverkehr zum
  Orgasmus kommen.
- Frauen, die einen mehrfachen Orgasmus erleben, sind un-
  moralisch.
- Nur bestimmte Arten von sexuellen Höhepunkten »zählen
  wirklich«.

All diese Aussagen sind offenkundig falsch und damit irreführend. Einige basieren auf veralteten wissenschaftlichen
Thesen, die später widerlegt wurden, andere sind auf religiöse Dogmen mit didaktischem oder sogar repressivem Zweck
zurückzuführen. Ein weiterer Mythos besagt, dass nur Männer ejakulieren.

Nichts ist von der Wahrheit weiter entfernt! Viele Frauen
sondern eine Flüssigkeit ab, wenn sie erregt sind, bei der es
sich nicht um Urin handelt. Diese Flüssigkeit stammt aus speziellen Drüsen an beiden Seiten der Harnröhre. Daher die häufige Annahme, dass es sich um Urin handelt.

Geheimtipp aus Lous Archiv

Nach Meinung der Sexualforscherin Helen Fisher »ist der weibliche
Sexualtrieb flexibler; daher besteht bei Frauen eine größere Neigung
zur Bisexualität. Die weibliche Libido ist zudem intensiver (aber weniger konstant), in einen weiter gefassten emotionalen und sozialen
Kontext eingebettet und zeigt im Verlauf des Lebens Dauerhaftigkeit«.

Dr. Beverly Whipple zufolge, die zusammen mit den Forschern
Alice Kahn Ladas und John D. Perry dem G-Punkt seinen Namen gab, handelt ein weiterer Mythos im Zusammenhang mit
der weiblichen Ejakulation davon, dass es nur bei der Stimulation des G-Punkts dazu kommt. Auch das stimmt nicht. Manche Frauen ejakulieren, wenn sie erregt sind, während andere
sagen, dass es bei ihnen noch nie zur Ejakulation gekommen
ist. Einige Frauen wiederum wird erst bewusst, dass sie ejaku-
liert haben, wenn sie hören, dass es so etwas überhaupt gibt.

Eine Seminarteilnehmerin berichtete dazu Folgendes: Sie
machte mit ihrem Freund Urlaub in einem »schicken Hotel in
London«. Während einer sexuellen Begegnung befand sie sich
oben, während er sie oral befriedigte. Sie wurde immer erreg-

ter und stand kurz vor dem Höhepunkt, als ihr Freund sie plötzlich sanft wegstieß und behauptete, sie habe uriniert. Beschämt eilte sie ins Badezimmer und der romantische Abend war beendet.

Nachdem die beiden wieder nach New York zurückgekehrt waren, ließ ihr dieses Ereignis keine Ruhe, da sie nicht glauben wollte, dass sie wirklich uriniert hatte. Als sie eins meiner Seminare besuchte und von der weiblichen Ejakulation hörte, dämmerte es ihr. »Mein Gott«, rief sie. »Genau das ist mir in London passiert!« Sie war so erregt und stimuliert gewesen, dass ihre Drüsen die Flüssigkeit abgegeben hatten. Unsagbar erleichtert konnte sie es kaum abwarten, nach Hause zu gehen und ihrem Freund davon zu berichten.

Geheimtipp aus Lous Archiv

Freud war einer der ersten Wissenschaftler, der öffentlich über den weiblichen Orgasmus sprach. Leider behauptete er aber, dass nur der vaginale Orgasmus ein »reifer« Orgasmus sei.

Diese Frau steht mit solch falschen Vorstellungen über den Orgasmus und über ihren Körper nicht alleine da. Wie viele der oben ausgeführten Aussagen haben Sie schon mal gehört und vielleicht sogar für wahr gehalten? Ist es offensichtlich, dass diese Aussagen veraltet, halb wahr oder ganz falsch sind? Wie kann man den Unterschied zwischen Wahrheit und Unwahrheit erkennen?

Wir wollen uns mit einigen anderen Mythen näher befassen:
• Wenn eine Frau vor ihrer ersten Periode noch keinen Höhepunkt erlebt hat, wird sie möglicherweise niemals einen bekommen.

Falsch. Es gibt kein bestimmtes Alter, in dem eine Frau ihren ersten Orgasmus erleben kann oder gar muss. Auch ein Alter, in dem dies nicht möglich ist, gibt es nicht. Etwa 23 Prozent aller Frauen erleben ihren ersten Orgasmus mit fünfzehn, und 90 Prozent haben schon einen Orgasmus erlebt, wenn sie 35 Jahre alt sind. Diese Zahlen umfassen auch den Orgasmus durch Masturbation, durch manuelle und/oder orale Stimulation der Genitalien durch den Partner sowie durch nächtliche Träume und Fantasievorstellungen.

- Ein Mann muss eine Erektion haben, um zum Orgasmus zu kommen.

  Falsch. Männer können auch ohne Erektion zum Orgasmus und zur Ejakulation kommen.

- In den Wechseljahren haben Frauen kein Interesse an Sex.

  Falsch. Die Auswirkungen der Wechseljahre machen oft Änderungen im Liebesspiel eines Paars erforderlich, läuten aber keinesfalls das Ende der Lust ein. Dieser Mythos ist zweifellos auf die altmodische Vorstellung zurückzuführen, dass Sex nur zum Zweck der Fortpflanzung dienen solle.

- Ab einem bestimmten Alter hat man keinen Sex mehr.

  Falsch. Dr. Richard Milsten erklärt, dass eine Untersuchung des Masters and Johnson Institutes den Schluss zulässt, dass viele Senioren noch ein ausgesprochen starkes Interesse an Sex haben. Das älteste Paar, das bei der Untersuchung erfasst wurde, waren ein dreiundneunzigjähriger Mann und seine achtundachtzigjährige Frau. Das Alter ist nichts als eine Zahl.

- Männer können immer und sofort.

  Falsch. Genau wie Frauen das Vorspiel brauchen, um sich zu entspannen und erregt zu werden, brauchen auch Männer das Vorspiel und können nicht auf Kommando sexuelle Leistung bringen.

- Masturbation führt zu Impotenz.

  Falsch. Dieser Mythos wurde möglicherweise vom Vatikan erdacht, um die Triebe der Geistlichen zu unterdrücken. Es gibt keine physiologische, emotionale oder spirituelle Verbindung zwischen Masturbation und Impotenz.

- »Blaue Eier« führen zu Impotenz.

Falsch. Der Blutstau im Hodenbereich kann zu Schmerzen und Empfindlichkeit führen, aber mit Sicherheit nicht zu Unfruchtbarkeit. Ein Mann meinte dazu: »Also, jetzt mal ganz im Ernst, die meisten Männer wissen recht gut, wie dieses Problem zu handhaben ist, und außerdem werden die Hoden gar nicht blau.« Hart und heiß ja; blau nein.

Geheimtipp aus Lous Archiv

Die Melanesier, die eine Position bevorzugten, bei der der Mann zwischen den geöffneten Beinen der Frau kniete, waren der Meinung, dass die Missionarsstellung nur dazu führe, dass der Mann die Frau nach unten drücke, damit sie nicht mehr reagieren kann.

Historisches und Amüsantes

Der Begriff »blaue Eier« wurde erstmals vor ungefähr vierhundert Jahren in England verwendet.

Auch wenn viele Mythen ein Körnchen Wahrheit enthalten, entwickeln sie sich meistens zu starken Verallgemeinerungen und Halbwahrheiten. Solche Informationen können schnell irreführend und sogar gefährlich werden. Als beispielsweise festgestellt wurde, dass manche Frauen mehrmals hintereinander zum Höhepunkt kommen können, wurde diese Information sofort in der breiteren Öffentlichkeit bekannt gemacht, aber nicht als Tatsache, sondern praktisch als Vorschrift: *Wenn du eine richtige Frau bist, musst du den mehrfachen Orgasmus beherrschen.* Statt diese Tatsache als Chance für mehr sexuelles Vergnügen darzustellen, betrachteten die Medien sie als Werkzeug, um Frauen und ihre Partner unter Druck zu setzen.

Ein weiteres Beispiel ist das Hochspielen bestimmter Entdeckungen im sexuellen Bereich. Zuerst war es der G-Punkt; in allen Zeitschriften war zu lesen, dass der beste Orgasmus durch die Stimulation des G-Punkts erzielt würde. Das mag ja für jene Frauen, die einen G-Punkt-Orgasmus erleben können, schön und gut sein, doch all jene, die die Stimulation des G-Punkts nicht erregt, bekommen dadurch ein Minderwertigkeitsgefühl.

Frauen berichten immer wieder, dass derartiger Druck ihnen das Gefühl gebe, mit ihrem Körper sei irgendetwas nicht in Ordnung. Wir wissen doch alle, dass Frauen täglich mit falschen Idealen und überzogenen Ansprüchen, was Schönheit und Weiblichkeit angeht, bombardiert werden. Warum also auch noch durch den Druck, wie man zum Orgasmus kommen *sollte*, das nagende Gefühl der Unzulänglichkeit verschlimmern? Ich stimme da mit Dr. Bernie Zilbergeld überein, der meint, es solle von Frauen nicht krampfhaft verlangt werden, ihren G-Punkt zu finden. Wenn eine Frau oder ihr Partner ihn findet, toll. Wenn nicht, gibt es viele andere Körperbereiche, deren Stimulierung einer Frau Lust bereitet.

Historisches und Amüsantes

Die Weisen des Altertums glaubten, dass mit jeder Ejakulation auch etwas vom Gehirn verloren ging. Sie bezeichneten den Samen als *cerebri stillicidium*, was sich ungefähr mit »Gehirndestillat« übersetzen lässt.

Dieser unangemessene Umgang mit Informationen kann auch einen negativen Einfluss auf die Männer haben. Wenn ein Mann hört, er müsse lernen, mehrmals zum Höhepunkt zu kommen, um seine Partnerin zu befriedigen, kann dies zu massiven Versagensängsten führen. Sicherlich können manche Männer diese Technik erlernen (dafür ist ein sehr gut trainierter Beckenbodenmuskel erforderlich, mit dem der Mann die Ejakulation unterdrücken kann), aber es ist mit Sicherheit keine Fähigkeit, die erforderlich ist, um ein wunderbarer Liebhaber zu sein.

Historisches und Amüsantes

Elefantenbullen können nur während der Paarungszeit eine Erektion bekommen und sie haben einen frei beweglichen Penis, d.h. das Organ verfügt über eine eigene Motorik. Das ist von großem Vorteil für sie, denn ein Bulle wiegt bis zu einer Tonne!

Solche Mythen erweisen den Menschen einen schlechten Dienst, da sie das sexuelle Selbstbewusstsein von Frauen und Männern, das zum Abbau von Hemmungen und für sexuelles Vergnügen nötig ist, untergraben. Dies trifft auf alle Lebensbereiche zu: Je mehr Selbstvertrauen man besitzt, desto freier fühlt man sich, neue Dinge auszuprobieren – sei es das Autofahren, Investitionen in ein neues Unternehmen oder der Versuch, dem Partner Vergnügen zu bereiten. Es scheint eine direkte Beziehung zwischen dem Selbstvertrauen eines Menschen und seiner Fähigkeit, Sex zu genießen, zu bestehen. Wenn sich etwas richtig und gut anfühlt, sollte man es tun. Wenn sich etwas falsch oder erzwungen anfühlt, sollte man auf seine Gefühle hören und es lassen. Sie können jederzeit frei über sich selbst bestimmen und haben allein das Sagen.

Von der Sünde zur Lust

Mythen verstärken kulturelle oder persönliche Hemmnisse, die verhindern, dass Frauen und Männer ihr sexuelles Potenzial ausschöpfen. Viele der Mythen über den Orgasmus sind historischer Natur und hatten oft die Aufgabe, den Zugang zum Vergnügen oder die Fähigkeit, Lust zu erleben, einzuschränken. In seiner Untersuchung der Sexualgeschichte weist Dr. Mitchell Tepper darauf hin, dass die kulturelle oder religiöse Überzeugung, Sex sei schlecht, Vergnügen eine Sünde und der Orgasmus führe zur Verdammnis und damit in die Hölle, so alt wie die Geschichte selbst ist. Eine derartige Haltung gab es bereits bei den Griechen; sie wurde von der römisch-katholischen Kirche übernommen und weiterentwickelt.

Geheimtipp aus Lous Archiv

Der heilige Augustinus war der Meinung, dass die Frau das größte Hindernis für den Mann sei, Erlösung zu finden. Dabei handelt es sich natürlich um denselben Mann, der betete: »Lieber Gott, bitte mach mich tugendhaft – aber noch nicht jetzt.«

Schauen wir in die Bibel: Durch den Sündenfall wurde die Fortpflanzung zu etwas Schändlichem und Schmerzhaftem, was wiederum zu dem Gebot führte, dass Christen Sex ohne Leidenschaft und nur zum Zweck der Fortpflanzung praktizieren sollten. Diese Forderung macht das Vergnügen am Sex zur Sünde. Dr. Tepper erklärt dazu: »Die Menschen in der westlichen Welt sind Erben dieser Tradition, egal, ob sie Christen sind oder nicht. Wenn wir diesen Hintergrund kennen, können wir unsere eigenen zweideutigen Gefühle hinsichtlich unserer Sexualität besser bewältigen.«

Erst mit der Entwicklung der modernen Psychologie zu Beginn des 20. Jahrhunderts veränderten sich die Moralvorstellungen, und Sex galt nicht mehr länger als Sünde. Stattdessen fanden Frauen und Männer eine offenere Einstellung zur Sexualität. Es sollte jedoch noch Jahrzehnte dauern – bis zur sexuellen Revolution in den 60er-Jahren – bevor Frauen und Männer erkannten, dass man Sex genießen kann und dass er gut für Körper und Geist ist!

Historisches und Amüsantes

Im Mittelalter galt glattes Schamhaar als Indiz für zu häufige Selbstbefriedigung, was wahrscheinlich der Grund für die damalige große Verbreitung von Minilockenwicklern für das Schamhaar war.

Die Prämisse, dass Geschlechtsverkehr eine Sünde ist, hat unsere Einstellung zum Sex und speziell zum Orgasmus auf vielerlei Weise beeinflusst. Eine Konsequenz daraus ist, dass wir bei dem Versuch, unsere Triebe zu kontrollieren, unsere natürliche sexuelle Spontaneität beschneiden. Wie können wir Lust und Vergnügen empfinden, wenn wir – unbewusst – Angst haben, uns gehen zu lassen? Wenn die Erlaubnis zum Spiel und zum Genuss nicht gegeben ist, wird Lustgewinn praktisch unmöglich.

Zwischen den Zeilen lesen

Einige Informationen in Sachen Sex haben mehr zur Verworrenheit als zur Aufklärung beigetragen. Was den weiblichen Orgasmus betraf, gab es in Fachkreisen regelmäßig Kontroversen. Die frühen Wissenschaftler wie der Psychoanalytiker Sigmund Freud waren der Meinung, dass ein durch die Stimu-

lation der Klitoris hervorgerufener Orgasmus in gewisser Hinsicht weniger »reif« sei als ein Orgasmus, der seinen Ursprung
in der Scheide hatte. Später jedoch wiesen die Forschungen
von Masters und Johnson darauf hin, dass der weibliche Orgasmus immer durch die Stimulation der Klitoris hervorgerufen werde, womit Freuds Glaube an den vaginalen Orgasmus
widerlegt wurde. Dann gab es erste Theorien zum G-Punkt
und es wurde klar, dass es doch mindestens einen Bereich in
der Scheide gibt, der einen Orgasmus auslösen kann. Zudem
verkannten die frühen Forschungsarbeiten von Masters und
Johnson die Existenz der weiblichen Ejakulation. Als erstmals
im Rundfunk und in der Presse über die weibliche Ejakulation
berichtet wurde, verbreitete sich diese Nachricht wie ein Lauf-
feuer.

Ich bin durchaus dafür, dass die neuesten Ergebnisse der Sexualforschung einer breiten Öffentlichkeit zugänglich gemacht werden, aber mir missfällt es, dass Informationen unvollständig oder verallgemeinernd dargestellt werden. Die Be-
hauptung, dass *alle* Frauen ejakulieren, erhält immer noch viel
Publicity, wird oft in Zeitschriften verbreitet und oft von Ärzten zitiert. Dabei halten viele Ärzte und Experten einen großen
Teil dieser Forschungen inzwischen für veraltet.

Ein anderes Beispiel für eine ungenaue Berichterstattung betrifft die These von Masters und Johnson, dass es nur einen
Reflexweg für die sexuelle Reaktion gebe. Sie behaupten, dass
der Pudendusnerv als »orgasmische Plattform« diene, da die Klitoris die Hauptquelle für die sinnliche Empfindung der Frau
sei. Andere Forscher, so beispielsweise Dr. Beverly Whipple,
haben jedoch gezeigt, dass es mindestens zwei Nervenwege
gibt, die Frauen einen Orgasmus bescheren. Dazu gehören die
Nerven, die mit dem G-Punkt, der Scheide und der Harnröhre
verbunden sind.

All diese Forscher haben wichtige Beiträge zu unserem Wissen und unserem Verständnis in Sachen Sex und Orgasmus geleistet. Allerdings ist Vorsicht geboten, wenn Dinge unvollständig dargestellt werden und nur die Sensationslust befriedigen wollen. Versuchen Sie, zwischen den Zeilen zu lesen, und lassen Sie sich von eigenen Erfahrungen leiten.

Historisches und Amüsantes

»Victoria Woodhull, Prostituierte, Spiritualistin, Wall-Street-Brokerin und Herausgeberin einer nationalen Zeitung, kandidierte 1872 gegen Ulysses S. Grant und Horace Greeley um die Präsidentschaft«, berichtet Irving Wallace. »Ihr Programm unterstützte die freie Liebe, die Abschaffung der Todesstrafe, die vegetarische Ernährung, die Mehrwertsteuer, die Geburtenkontrolle, den sozialen Wohnungsbau, eine einfachere Scheidungsgesetzgebung, die Weltregierung und den weiblichen Orgasmus.« Wahrhaftig eine Frau, die ihrer Zeit voraus war.

Die Macht der Medien

Auch heute üben diese Mythen über den Orgasmus noch ihre Macht aus und sind bisweilen sogar gefährlich. Viele Medienberichte üben Druck auf Frauen und Männer aus, im Bett sexuelle Leistung zu zeigen und einem bestimmten Körperbild zu entsprechen (Frauen sollen groß, dünn und sexy sein; Männer muskulös, groß und athletisch). Die meisten Frauen und Männer können solche Normen nicht erfüllen. Und weil sie diesen falschen Idealen nicht gerecht werden, sind sie der Überzeugung, Versager zu sein, und hegen negative Gefühle gegenüber sich selbst.

Wie ich bereits erwähnt habe, lautet die am häufigsten gestellte Frage von *Cosmopolitan*-Leserinnen, wie sie beim Geschlechtsverkehr zum Orgasmus kommen können. Diese jungen Frauen fühlen sich durch ihre Partner, die oft älter oder erfahrener sind, unter Druck gesetzt, auf eine Art einen Orgasmus zu bekommen, der oft bei Frauen nicht gut funktioniert, wie ein vaginaler Orgasmus, wenn der Mann sich beim Geschlechtsverkehr oben befindet. In dieser Stellung erzeugen die Stöße des Mannes einfach keine ausreichende Stimulierung der Klitoris. Eine wahrlich aussichtslose Situation! Die Männer versuchen, die Partnerin so zu erregen, wie sie es aus Pornofilmen kennen, doch diese unrealistischen Filme sind schlechte Vorbilder. Möglicherweise denken Männer auch, sie müssten ihrer Partnerin so einen Orgasmus verschaffen, um ihre Männlichkeit zu beweisen. So entsteht Leistungsdruck für Männer wie Frauen und die Fähigkeit, Lust zu genießen und zu schenken, wird untergraben.

Wer bestimmt, was sexy ist?

Ein weiterer, negativer Aspekt ist die Neigung der Medien, Vorschriften zu machen oder zu definieren, was sexy ist. Ich war immer schon der Meinung, dass man sexy ist, wenn man sich sexy fühlt.

In meinen Seminaren haben die Männer und Frauen das meiste Vertrauen in ihre erotische Ausstrahlung, die sich in ihrem Körper wohl fühlen. Frauen mit Sex-Appeal können eine sehr weibliche Figur haben, klein oder groß, kurvig, jungenhaft und eckig oder schlank und geschmeidig sein. Die Frauen, die sich sexy fühlen, haben alle dieselbe positive Einstellung zum eigenen Körper. Statt aufdringlich ihre sexuelle Attraktivität zur Schau zu stellen, scheinen sich diese Frauen auf stille Art in ihrer Haut wohl zu fühlen und auf Männer zu wirken. Kennen wir nicht alle Frauen, die äußerlich keine »Schönheit« sind, und trotzdem Männer anziehen, wie das Licht die Motten? Diese Frauen wissen, dass sie attraktiv und begehrenswert sind.

Dasselbe gilt auch für Männer. Der umwerfend attraktive Mann ist nicht unbedingt besonders sexy. Der Mann mit Sex-

Appeal ist vielmehr der, der Frauen wirklich mag, Anklang bei ihnen finden will und ihnen gerne Aufmerksamkeit schenkt. Warum entscheidet sich eine Frau für einen Mann, der sie zum Lachen bringt? Weil dieser Humor eine bewusste Anstrengung seinerseits ist, sie zu unterhalten und ihr Freude zu bereiten.

Historisches und Amüsantes

Bei einigen Urvölkern in der Karibik hatten Mann und Frau nie nachts Geschlechtsverkehr. Man glaubte nämlich, dass ein bei Dunkelheit gezeugtes Kind blind zur Welt kommen würde.

Sex-Appeal hat nichts mit Aussehen zu tun, sondern damit, dass man die eigene Sexualität akzeptiert und sich mit ihr wohl und selbstbewusst fühlt. Lassen Sie Ihren Partner wissen, wie er Sie erregen und Ihnen Vergnügen bereiten kann, das ist sehr wichtig.

Sex ist, was Vergnügen macht

Bevor wir uns damit befassen, wie man *erlernen* kann, zum Orgasmus zu kommen, und das Vergnügen dabei zu erhöhen, halte ich es für wichtig, das Wesen des Vergnügens (und den Begriff) einmal näher zu betrachten. Eine durch persönliche Einstellungen oder Erfahrungen eingeschränkte Sichtweise von Vergnügen führt dazu, dass das Ausmaß, in dem Vergnügen erlebt werden kann, reduziert wird. Umgekehrt gilt, dass man bei einer offeneren Einstellung zum Vergnügen (in all seinen Formen) auch viel freier ist, Vergnügen zu entdecken oder zu vertiefen, speziell im sexuellen Bereich. Was also ist Vergnügen?

Im Wörterbuch wird Vergnügen folgendermaßen definiert: »Der Bewusstseinszustand oder das von der Umgebung hervorgerufene Gefühl in Bezug auf das, was sich gut oder wünschenswert anfühlt oder als solches betrachtet wird, oder die Vorfreude darauf. Freude, Wonne, Genuss. Das Gegenteil von Schmerz.«

Ein Sexualforscher unterteilte Vergnügen in vier spezifische Kategorien: physisches (körperliches) Vergnügen, soziales Vergnügen (die Erfahrungen mit anderen Menschen), psychisches emotionales Vergnügen und theoretisches Vergnügen, beispielsweise das Schreiben eines Buchs, das Drehen eines Films, das Komponieren von Musik oder das Bauen eines Hauses.

Die Verwendung von Kategorien legt nahe, dass wir Vergnügen auf verschiedenen Ebenen erfahren. Doch lange Zeit ging man davon aus, dass sexuelles Vergnügen nur mit dem Körper erfahren wird. In den letzten zwanzig Jahren wurde diese eingeschränkte Vorstellung aber mehr und mehr in Frage gestellt. So präsentierten Masters und Johnson 1974 Forschungsergebnisse, die zeigten, dass beim sexuellen Vergnügen das Gehirn genauso stark wie der Körper beteiligt war. Sie bezeichneten das sexuelle Vergnügen deshalb als »psychophysiologisch«. Dies mag für uns heute offenkundig sein, aber für die Generation unserer Großeltern war die Vorstellung, im Kopf sexuell erregt zu werden, einfach skandalös.

Die Entdeckung von Masters und Johnson war revolutionär, denn wenn man erkennt, dass sich Sex sowohl im Kopf als auch im Körper abspielt, wird klar, warum negative oder restriktive Einstellungen gegenüber Sex eine solche Wirkung auf uns Menschen ausüben. Wenn Sie glauben, dass Sex schmutzig ist und dass der Orgasmus (und sexuelles Vergnügen im Allgemeinen) ein Zeichen von Unmoral ist, dann nehmen Sie diese Einstellung natürlich auch ins Schlafzimmer mit. Haben Sie Probleme, sich dem Vergnügen hinzugeben, wenn Ihr Mann Ihre Klitoris stimuliert?

Vielleicht liegt es daran, dass Sie in Ihrem Kopf eine Stimme

hören, die Ihnen einredet, dass Sie solche Stimulation nicht genießen *dürfen*.

Solche Einstellungen herrschen in unserer Kultur noch immer vor und sind tief verwurzelt; auch wenn die meisten Menschen sich für sexuell befreit halten. Wie wir in Kapitel vier sehen werden, ist Sex (und speziell der Orgasmus) vor allem auch
mentales Spiel. Der erste Schritt, den Sie daher machen müssen,
besteht in der Überprüfung Ihrer Einstellungen und Gefühle gegenüber Sex. Eins ist dabei sicher: Sexuelles Vergnügen ist für
jeden Menschen so einmalig wie seine Geschichte, seine Erfahrungen, seine Einstellungen und seine Überzeugungen.

Warum zielorientierter Sex scheitern muss

Wenn man Sex als zielorientiertes Tun betrachtet, dessen Haupt-
ziel der Orgasmus ist, schränkt man automatisch seine Fähigkeit, Vergnügen zu erleben, ein. Wie Dr. Beverly Whipple in ihren
jüngsten Untersuchungen der weiblichen Sexualität anmerkt,
gibt es grundsätzlich zwei Sichtweisen der sexuellen Aktivität.
Die erste und am weitesten verbreitete Sichtweise ist *zielorientiert*, und mit dem Treppensteigen zu vergleichen. Die erste
Stufe ist die Berührung, die nächste das Küssen, dann folgen
Streicheln und der Kontakt von Scheide und Penis, der zum
Geschlechtsverkehr führt, und als oberste Stufe der Orgasmus. Dr. Whipple zufolge ist diese zielorientierte Einstellung
gegenüber Sex und Orgasmus problematisch und einschrän-
kend.

Die zweite Sichtweise der Sexualität ist *vergnügungsorientiert*. Man kann sich sexuelle Aktivität als Kreis vorstellen,
wobei jede Handlung und jedes Gefühl als Ziel an sich betrachtet wird. Egal, ob es sich dabei um Streicheln oder oralen
Sex handelt, jede Erfahrung ist für das Paar befriedigend. Es ist
nicht zwingend, dass eine Handlung zur Nächsten führt.

Dr. Whipple weist auch auf die Probleme bei zielorientiertem Sex hin: »Wenn ein Partner zielorientiert ist (meistens der Mann) und der andere vergnügungsorientiert (meistens die Frau), kann es passieren, dass beide nicht bekommen, was sie wollen, vor allem, wenn die Partner nicht darüber reden.« Betrachten Sie oder Ihr Partner Sex auf die lineare Weise? Sehen Sie, wie eine solche Einstellung Sie daran hindern kann, mit Lust über die Straßen des Vergnügens zu schlendern?

Obwohl Sex universal ist, ist er auch sehr individuell, speziell was den Orgasmus betrifft. Die Forscher Hartman, Fithian und Campbell haben den Begriff »orgasmischer Fingerabdruck« geprägt, um die Einzigartigkeit des Orgasmus jeder Frau zu betonen. Ich glaube von ganzem Herzen an diese Einzigartigkeit und stimme mit Dr. Beverly Whipple darin überein, dass all unsere persönlichen sexuellen Reaktionen die gleiche Berechtigung haben.

Unsere Einzigartigkeit zeigt sich auch in unserer Sexualität. Setzen Sie Vertrauen in sich und Ihre eigenen Erfahrungen, wenn es um Sex geht. Im nächsten Kapitel befassen wir uns näher mit dem Körper und was in ihm während des Orgasmus vorgeht. Denken Sie also immer daran, dass es keine richtige oder falsche Art gibt, Vergnügen zu empfinden oder einen Orgasmus zu bekommen, wenn Sie nun den Körper in seiner ganzen sexuellen Großartigkeit betrachten.

3. Kapitel

Die körperliche Seite des Orgasmus

Die Reaktionen des Körpers

Vertrautheit mit dem Körper

Wenn wir an Sex denken, stellen wir ihn uns meistens als körperliche Aktivität oder körperlichen Ausdruck vor. Aus rein physischer Sicht ist der Körper das Vehikel, durch das wir Vergnügen erleben. In keinem anderen Bereich ist die Kenntnis des eigenen Körpers und die Tatsache, dass man sich in seiner Haut wohl fühlt, wichtiger als bei der Sexualität. Dennoch scheinen viele Frauen und Männer im Grunde nicht zu wissen, was beim Sex in ihrem Körper abläuft, wie ich immer wieder feststelle. Zum Teil ist dies darauf zurückzuführen, dass Sex eine private und intime Angelegenheit ist und wir nur selten völlig frei in der Öffentlichkeit diskutieren. Aber ich glaube auch, dass die mangelnde Vertrautheit mit unserem Körper das Ergebnis widersprüchlicher Botschaften und Informationen zum Thema Sex ist. Ohne genaue Informationen hängen wir in der Luft und wissen nicht, an wen wir uns mit unseren Fragen wenden oder mit wem wir unsere Erfahrungen teilen können.

Kennen Sie das Gefühl, wenn Ihr Körper sexuell nicht so reagiert, wie Sie es sich wünschen? Manchmal wissen wir, dass dies auf eine Erkältung, auf Müdigkeit oder zu viel Stress zurückzuführen ist. Manchmal ist es die Folge einer gerade über-

standenen Operation oder anderer gesundheitlicher Probleme.
Wenn unser Körper nicht »funktioniert« oder wir nicht wissen, *wie* er sexuell funktioniert, können wir oft kein uneingeschränktes sexuelles Vergnügen erleben. Wenn dies auf Sie oder Ihren Partner zutrifft, wollen Sie dann nichts dagegen unternehmen?

Geheimtipp aus Lous Archiv

Die Mehrheit der Sexualforscher sind zu dem Schluss gekommen, dass Sex weitgehend eine erlernte Reaktion ist. Nicht nur der größte Teil unseres Sexualverhaltens und unserer Reaktionsmuster ist erlernt, sondern auch der Orgasmus und die Möglichkeit, dass es überhaupt dazu kommt. Das Erlernte wird dabei natürlich von der Gesellschaft, in der wir aufgewachsen sind, beeinflusst.

Die Phasen des Orgasmus

In ihrem bahnbrechenden Werk *Die sexuelle Reaktion* beschrieben Masters und Johnson die physiologischen Veränderungen, die sich bei Männern und Frauen beim Sex vollziehen. Sie teilten den Reaktionszyklus beim Sex in vier Phasen auf:

1. Erregung
2. Plateau
3. Orgasmus
4. Auflösung

In den letzten 25 Jahren wurde dieser Teil ihrer Arbeit praktisch überall veröffentlicht und akzeptiert. Doch die sexuellen Reaktionen vieler Männer und Frauen passen nicht in das Paradigma von Masters und Johnson. So erklärte Dr. Bernie Zilbergeld in seinem Buch *The New Male Sexuality*, dass Alfred

Kinsey die Sache schon besser beschreibt: »Nichts ist für die sexuelle Reaktion charakteristischer als die Tatsache, dass sie bei jedem Menschen anders ist.« Anders ausgedrückt: Es gibt keinen »richtigen« oder »normalen« Weg, Sex zu erleben. Ihre Reaktionen und die Ihres Partners oder Ihrer Partnerin sind das Ergebnis einer komplexen Interaktion mit vielen Variablen wie Alter, körperliche und seelische Verfassung, Erregungsgrad, Einstellung bzw. Vorlieben.

Historisches und Amüsantes

Die Kopulationsdauer bei der Biene beträgt zwei Sekunden, bei der Katze acht Sekunden, beim Braunbären ein bis zwei Minuten und beim Wurm vier Stunden. Spitzenreiter ist jedoch der Nerz, der bis zu acht Stunden in der Koitusposition verharrt. (Dr. Richard Milsten: *The Sexual Male.*)

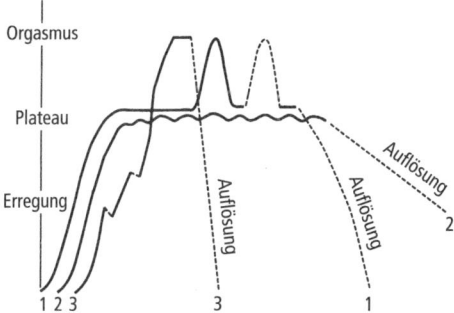

Der weibliche sexuelle Reaktionszyklus

Die drei repräsentativen Variationen der weiblichen sexuellen Reaktion. Kurve 1 zeigt multiple Orgasmen; Kurve 2 stellt die Erregung dar, die die Plateauebene erreicht, ohne sich weiter zum Orgasmus zu steigern (die Auflösung findet in diesem Fall sehr langsam statt), und Kurve 3 zeigt mehrere kurze Abfälle in der Erregungsphase, gefolgt von einer sehr schnellen Auflösungsphase. Wichtig ist auch, dass es im Vergleich zum Mann beim weiblichen sexuellen Reaktionszyklus keine Erholungsperiode gibt.

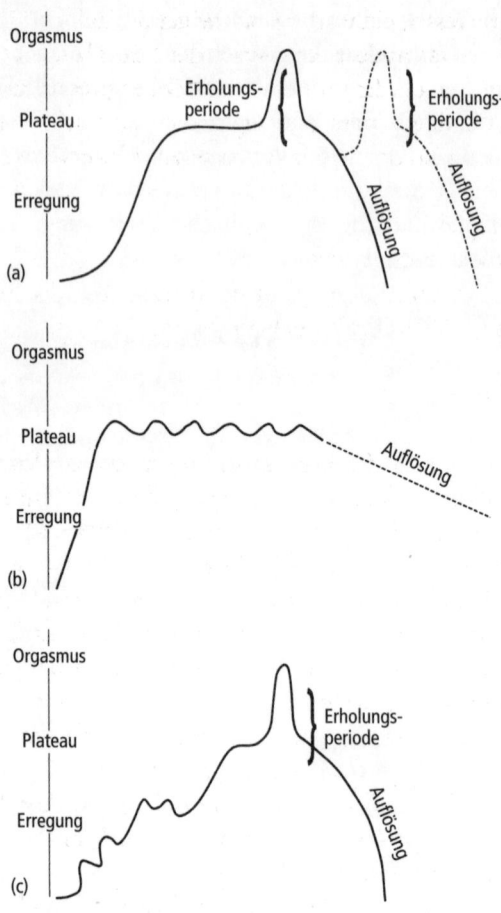

Der männliche sexuelle Reaktionszyklus

*(a) Das typischste Muster der männlichen sexuellen Reaktion. Die gepunk-
tete Linie zeigt eine mögliche Variation: ein zweiter Orgasmus mit Ejakulation nach der Erholungsperiode. (b) Sexuelle Reaktion bei verlängerter Erregung auf der Plateauebene, wobei es nicht zu Orgasmus und Ejakulation
kommt. In diesem Fall gibt es keine Erholungsphase und die Auflösung geht
sehr viel langsamer voran. (c) Reaktionsmuster, das unregelmäßige Erregung
am Anfang und ein relativ kurzes Plateau vor dem Orgasmus zeigt.*

Dr. Lasse Hessel, ein weiterer wichtiger Sexualforscher, präsentiert eine etwas andere Sichtweise der Sexualzyklen von Männern und Frauen. Er unterteilt das Liebesspiel in fünf Phasen, erklärt allerdings, dass dies »natürlich eine sehr theoretische Unterteilung ist, da die Phasen miteinander verschmelzen«.

1. Vorspiel
2. sexuelle Stimulation
3. Bereitschaft (Erweiterung des oberen Scheidenbereichs bei der Frau und Erektion beim Mann)
4. Orgasmus
5. Entspannung

Für Dr. Hessel ist die Unterscheidung zwischen Vorspiel und sexueller Stimulation sehr wichtig, weil sie unterstreicht, dass die gemeinsame Erregung sowohl eine mentale als auch eine körperliche Aktivität ist. Beim Vorspiel, so Hessel, erregen die Partner einander und bereiten sich gegenseitig mit Hilfe eigener Rituale oder eines persönlichen Codes auf die sexuelle Begegnung vor. Dies findet eher auf einer mentalen und emotionalen Ebene statt. In der nächsten Phase stimulieren die Partner sich durch Berührungen, Küsse oder auf andere Art, sodass die Blutzufuhr zu den Geschlechtsorganen zunimmt. In der dritten Phase sind die Genitalien voll durchblutet. Bei der Frau sind nun Scheide und Klitoris vergrößert, beim Mann ist der Penis erigiert und der Hodensack schwillt an oder hebt sich vom Körper ab. Die vierte Phase ist der Orgasmus und die fünfte und letzte die Entspannung, die bei Masters und Johnson als Auflösung bezeichnet wird.

Ich möchte Ihnen mit diesen Beispielen klar machen, dass die verschiedenen Modelle zwar universale Reaktionsmuster beschreiben, dass diese Unterteilungen jedoch willkürlich sind und die subjektive Sicht der Wissenschaftler spiegeln.

Eine kritische Frage, die wir uns alle stellen sollen, ist: Wie können wir dem Partner zum Orgasmus verhelfen, wenn wir das Vorspiel bloß möglichst schnell »abspulen«? Meine Herren, dies trifft besonders dann zu, wenn Sie Ihrer Partnerin nicht genug Zeit zum »Aufwärmen« gegeben haben. Und, meine Damen, wollen Sie Ihren Partner wirklich um sein Vergnügen bringen, indem Sie ihn zum Höhepunkt drängen, wenn er gerade Ihre streichelnden Berührungen so richtig genießt?

Dr. Hessel weist ausdrücklich darauf hin, dass ein »aufregendes und erfüllendes Liebesspiel mehr bedeutet als nur zu wissen, wie der Partner stimuliert werden muss, damit er zum Orgasmus kommt.« Das Vorspiel ist mindestens genauso wichtig wie der Geschlechtsverkehr, und Sie sollten dabei daran denken, dass Dinge, die einen Mann sexuell erregen, bei einer Frau nicht automatisch auch funktionieren. Normalerweise braucht die Frau viel länger, um dasselbe Erregungsniveau wie der Mann zu erreichen. Ein aufmerksamer und rücksichtsvoller Mann muss also seine eigenen Bedürfnisse zügeln, damit seine Partnerin langsam ihr eigenes sexuelles Erregungsniveau aufbauen kann.

Geheimtipp aus Lous Archiv

Jede sexuelle Erfahrung kann mit dem gleichen Recht als gut, super oder okay beurteilt werden. Ich stimme Dr. Beverly Whipple zu, die sagt: »Unser Ziel muss es sein, die realen sexuellen Erfahrungen von Frauen zu beachten, statt neue Maßstäbe aufzustellen.«

Im Folgenden möchte ich Ihnen modellhaft die Sexualzyklen beim Mann und bei der Frau vorstellen, damit Sie auf dieser Grundlage Ihren persönlichen Zyklus herausfinden und mit dem Ihres Partners abstimmen können. Eine solche Abstimmung ist jedoch nicht ganz einfach, wie wissenschaftlichen

Untersuchungen zu entnehmen ist. Nutzen Sie meine Informationen, um sich Ihres orgasmischen Potenzials bewusst zu werden und sich besser darauf einzustellen.

Der Sexualzyklus des Mannes

Die wichtigsten Veränderungen, die beim Sex im Körper des Mannes ablaufen, sind das Ergebnis einer Venenstauung und der Ansammlung von Blut in verschiedenen Körperteilen. Die Muskelspannung nimmt zu, und es kommt zu einer schnelleren Atmung und erhöhtem Puls. Beim Orgasmus wird die Muskelspannung freigesetzt, und das Blut fließt wieder wie im Ruhezustand.

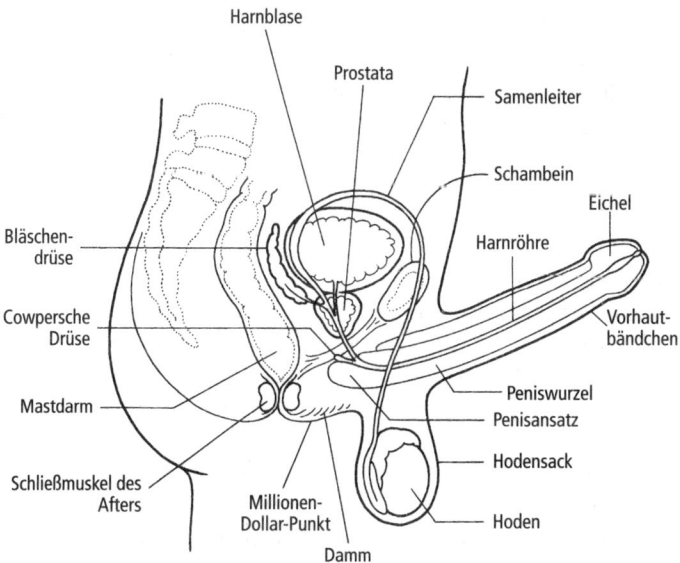

Die Genitalien des Mannes

Die körperlichen Reaktionen des Mannes

Erregung

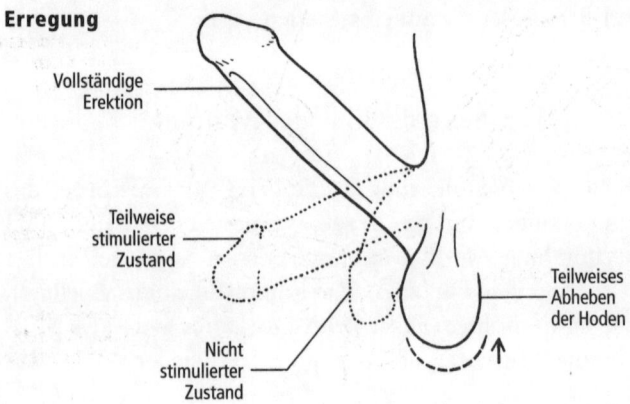

Vollständige Erektion

Teilweise stimulierter Zustand

Nicht stimulierter Zustand

Teilweises Abheben der Hoden

Plateau

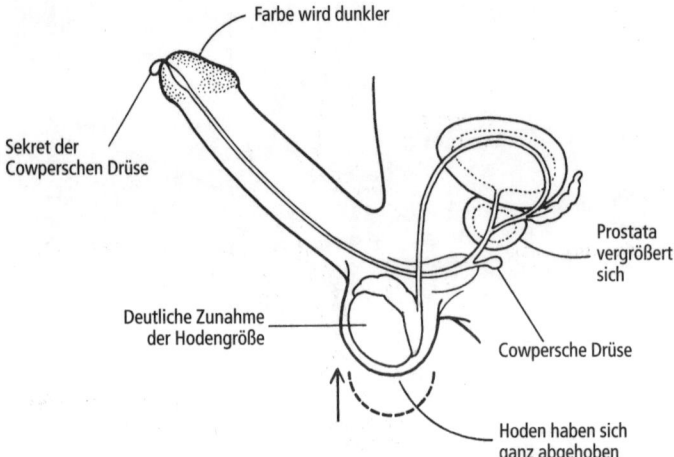

Farbe wird dunkler

Sekret der Cowperschen Drüse

Deutliche Zunahme der Hodengröße

Prostata vergrößert sich

Cowpersche Drüse

Hoden haben sich ganz abgehoben

Orgasmus

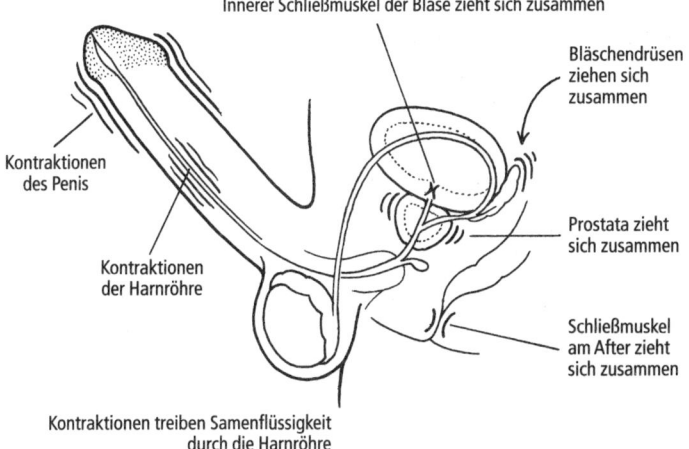

Innerer Schließmuskel der Blase zieht sich zusammen

Bläschendrüsen
ziehen sich
zusammen

Kontraktionen
des Penis

Kontraktionen
der Harnröhre

Prostata zieht
sich zusammen

Schließmuskel
am After zieht
sich zusammen

Kontraktionen treiben Samenflüssigkeit
durch die Harnröhre

Auflösung

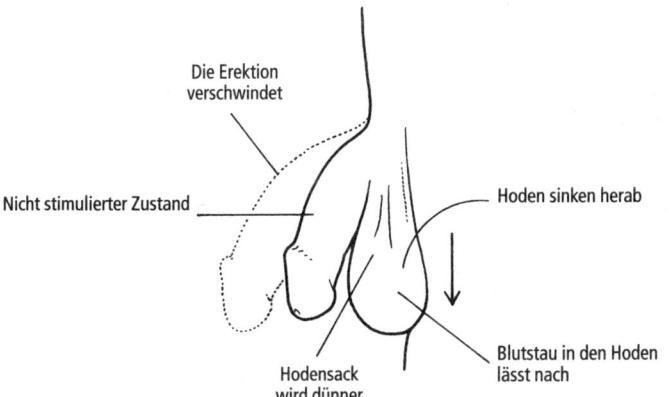

Die Erektion
verschwindet

Nicht stimulierter Zustand

Hoden sinken herab

Blutstau in den Hoden
lässt nach

Hodensack
wird dünner

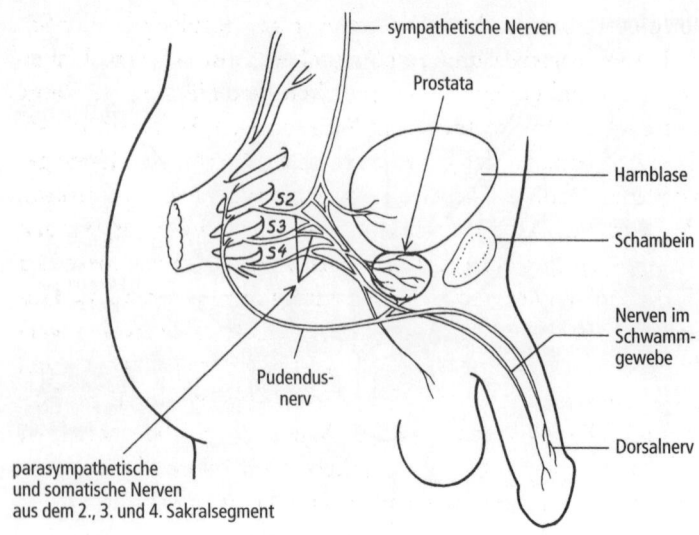

Lage der Sexualnerven beim Mann

Erregung

Bei Männer und Frauen setzt eine sexuelle Reaktion ein, wenn der oder die Betroffene auf irgendeine Weise stimuliert wird: eine Berührung, ein Geruch, ein Bild, ein Gedanke, eine Fantasievorstellung oder irgendetwas, das für ihn oder sie erotische Bedeutung hat. Auf Grund dieser Stimulation sorgt das Gehirn dafür, dass mehr Blut in verschiedene Körperteile gepumpt wird, was zu einer Vergrößerung der Geschlechtsorgane führt. Durch die verstärkte Durchblutung werden die Geschlechtsorgane dunkler und reagieren noch stärker auf Stimulation. Offenbar wusste Mutter Natur ganz genau, was sie damit bezweckte.

Penis, Lippen, Ohrläppchen und Brustwarzen werden stärker durchblutet, sodass sie intensiver auf Berührung oder Stimulation reagieren und empfänglicher dafür werden. Haben Sie schon mal gemerkt, dass plötzlich Ihre Härchen zu Berge stehen, wenn Ihr Partner beim Küssen Ihren Arm berührt, so, als wäre plötzlich der ganze Arm zu einer erogenen Zone geworden?! Andere Körperteile, wie beispielsweise die Brüste, (dies trifft sowohl auf Frauen als auch auf Männer zu) werden ebenfalls erregt und verändern ihre Form. So wird auch der Hodensack dicker und zieht sich zusammen, während die Hoden auf Grund des Blutstaus größer werden. Die Hoden werden außerdem im Hodensack nach oben gezogen, bis sie gegen die Beckenwand drücken. Eine dünne Muskelschicht im Hodensack, die als kremasterischer Muskel bezeichnet wird, ist dafür verantwortlich. Dieses Anheben der Hoden ist notwendig, damit es zur Ejakulation kommen kann.

Geheimtipp aus Lous Archiv

Dr. Milsten zufolge »ist bekannt, dass sich der Testosteronspiegel beim Mann nach dem zirkadischen Rhythmus verändert, wobei er morgens am höchsten und abends am niedrigsten ist. Es ist auch bekannt, dass der Serumtestosteronspiegel mit zunehmendem Alter, etwa ab dem 45. Lebensjahr, abnimmt. Außerdem nehmen mit den Jahren Größe und Gewicht der Hoden ab. Siebzigjährige Männer haben nur noch etwa 50 Prozent der Testosteronkonzentrationen von Männern, die halb so alt sind.«

Erektion

Die Erektion des Penis lässt sich mit dem Prinzip der Hydraulik erklären. Mit jeder neuen Stimulationswelle veranlasst das Gehirn, dass ein entsprechend starker Blutstrom zu den drei großen, mit schwammigem Gewebe ausgestatteten Kammern

des Penis strömt. Wenn diese prall gefüllt sind, kommt es zur
Erektion. Auch nachts kommt es regelmäßig zu einer verstärk-
ten Durchblutung, was erklärt, warum Männer oft mit einer
Erektion aufwachen. Dies heißt aber nicht unbedingt, dass sie
wilde Träume hatten; vielmehr sorgt die Natur auf diese Weise
einfach dafür, dass das Penisgewebe gesund und funktionstüch-
tig bleibt.

Geheimtipp aus Lous Archiv

Während des REM-Schlafs haben Männer – von wenige Tage alten
Säuglingen bis hin zu über Neunzigjährigen – normalerweise Erektionen. Dies bedeutet drei bis fünf und mehr Erektionen pro Nacht, die
wenige Minuten bis zu einer Stunde anhalten.

Wenn eine große Blutmenge in den Penis fließt (ohne wieder
herauszufließen), wird der Penis steif. Zu einer vollständigen
Erektion kann es gleich zu Beginn der sexuellen Begegnung
kommen, muss es aber nicht. Viele junge Männer haben fast
auf der Stelle eine Erektion; der Penis wird bei ihnen schon bei
der geringsten Stimulation steif. Mit zunehmendem Alter dauert dies jedoch meistens länger und selbst die direkte Stimulation des Penis kann dazu manchmal nicht ausreichen. Wenn
Männer älter werden, entsprechen ihre sexuellen Reaktionen
eher denen der Frau, vor allem, was die zeitliche Abstimmung
betrifft. Ich habe mir sagen lassen, dass die Natur auf die
Weise für ausgleichende Gerechtigkeit sorgt. Ältere Männer
werden leichter abgelenkt und brauchen mehr direkte Stimulation, um eine Erektion zu bekommen und zu behalten. (Mit
medizinischen Problemen, wie Impotenz und vorzeitiger Ejakulation, befassen wir uns in Kapitel sieben eingehender.)

Auf die Erektionsfähigkeit des Mannes können sich viele
Faktoren auswirken. Angst, Stress oder Ablenkung. So meinte

ein Mann: »Wenn ich beruflich Stress habe, funktioniert mein Werkzeug einfach nicht.« Fachleute sagen, dass Angst sowohl zu Erektions- als auch Ejakulationsproblemen führen kann. Ein anderer Mann berichtete: »Wenn ich wütend bin, kann ich zwar immer noch eine Erektion bekommen, aber mental bin ich nicht so richtig bei der Sache.« Starke Emotionen sind eine natürliche Ablenkung vom Sex, vor allem, wenn die Emotionen durch irgendetwas außerhalb der romantischen Begegnung verursacht werden.

Ejakulation

Die Ejakulation ist ein spinaler Reflex, der die aufgebaute Muskelspannung freisetzt und dafür sorgt, dass das Blut aus dem Penis und anderen Bereichen, in denen es sich aufgestaut hat, wieder in den Körper abfließt. Die Ejakulation läuft in zwei Schritten ab: Zuerst ziehen sich die Prostata, die Bläschendrüsen und der Samenleiter zusammen und ergießen ihren Inhalt in die Harnröhre. Das Sperma vermischt sich mit den Ausscheidungen der Bläschendrüsen und der Prostata, sodass sich das Ejakulat bildet. Die Kontraktionen sind der Beginn der Ejakulation. In diesem Augenblick spüren Männer, dass sie gleich »kommen«. Masters und Johnson bezeichnen diesen Zustand auch als »Unvermeidbarkeit der Ejakulation«, denn wenn diese Kontraktionen erst einmal eingesetzt hat, läuft der Prozess normalerweise unwillkürlich ab.

Geheimtipp aus Lous Archiv

Das Rauchen wirkt sich negativ auf die Fähigkeit des Mannes aus, eine Erektion zu bekommen und zu halten. Es hat auch Auswirkungen auf die Zahl der Spermazellen und die Ejakulation. Deshalb mein Rat: Geben Sie das Rauchen lieber auf, meine Herren.

Während des zweiten Schritts des Ejakulationsprozesses wird das Sperma durch Kontraktionen der Beckenbodenmuskulatur durch die Harnröhre geschleudert. Der Samen kann mehrere Zentimeter (maximal einen halben Meter) aus der Penisspitze herausspritzen oder einfach nur heraustropfen. Männer geben diesbezüglich gern mit großen Entfernungen an. Ich bezeichne die Betroffenen gerne als »Weitspringer«. Die Menge und die Kraft, mit der das Ejakulat ausgestoßen wird, hängt mit einer Reihe von Faktoren wie Alter, allgemeiner Gesundheitszustand und Zeitraum seit der letzten Ejakulation zusammen.

Obwohl die Ejakulation hauptsächlich im Penis abläuft, handelt es sich eigentlich um eine Reaktion des ganzen Körpers. Atmung, Blutdruck und Herzschlag erhöhen sich, wenn der Mann sich der Ejakulation nähert, und erreichen im Augenblick des Herausschleuderns ihren Höhepunkt. Ein Mann schilderte seine Empfindungen bei der Ejakulation so: »In diesem Augenblick nehme ich nichts anderes mehr wahr als dieses Gefühl.« Ein anderer Seminarteilnehmer berichtete: »Manchmal denke ich, es wird eine mächtige Ejakulation, und dann tropft es praktisch nur heraus – es ist einfach nicht genug da. Das ist ziemlich enttäuschend.« Obwohl ich die Enttäuschung des Mannes verstehe, ist es wichtig zu wissen, dass die Menge des Spermas kein Spiegel der Manneskraft oder des sexuellen Könnens ist.

Auflösung

Nach der Ejakulation kehrt der Körper des Mannes ins Gleichgewicht, d.h. in den Zustand vor der Erregung zurück. Bei den meisten Männern läuft dieser Übergang vom Orgasmus zur Auflösung sehr schnell ab, daher auch das Klischee, dass die meisten Männer nach dem Orgasmus sofort in Tiefschlaf verfallen. Ein Mann erklärte dieses Gefühl folgendermaßen: »Nach einem Orgasmus ist jedes Gramm Stress in meinem Körper für die nächsten fünfundzwanzig Minuten verschwunden.«

Geheimtipp aus Lous Archiv

Oft fragen mich Frauen, warum Männer nach dem Sex gleich einschlafen. Ich sehe es so: Wenn man jemanden am Ende des Tages in einen dunklen Raum legt, und für völlige Entspannung sorgt, ist es doch nur natürlich, dass er einschläft. Oder würden Sie nach einer Massage noch tanzen gehen wollen?

Und das geht nach der Ejakulation wirklich im Körper vor sich: Das Blut fließt aus dem Penis ab, der nun wieder in den schlaffen Zustand übergeht. Blutdruck, Puls und Atmung normalisieren sich. Das Blut fließt auch aus dem Hodensack und den Hoden ab, sodass diese wieder kleiner werden und in ihre normale Position zurückkehren. Der Grund, warum viele Männer in dieser Phase das Gefühl haben, dass sie auf der Stelle einschlafen könnten, ist der tiefe Entspannungszustand, hervorgerufen durch die enorme Muskelan- und anschließende Entspannung.

Der Sexualzyklus der Frau

Auch der Körper der Frau durchläuft die vier Grundphasen des Sexualzyklus von der Erregung über den Höhepunkt zur Auflösung. Wie wir jedoch bereits festgestellt haben, läuft dieser Zyklus nur selten synchron zu dem des Mannes ab.

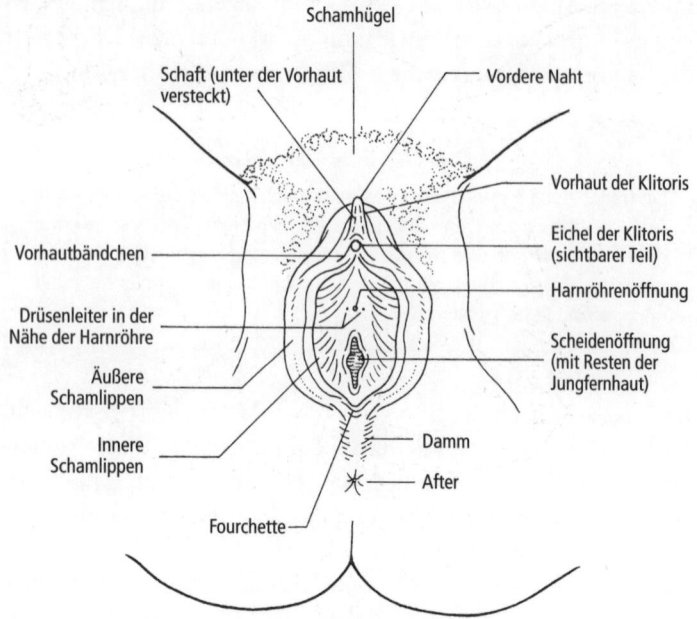

Schamhügel

Schaft (unter der Vorhaut versteckt)

Vordere Naht

Vorhaut der Klitoris

Eichel der Klitoris (sichtbarer Teil)

Harnröhrenöffnung

Vorhautbändchen

Drüsenleiter in der Nähe der Harnröhre

Äußere Schamlippen

Scheidenöffnung (mit Resten der Jungfernhaut)

Innere Schamlippen

Damm

After

Fourchette

Die Genitalien der Frau

Erregung

Wenn die Frau durch Küssen und Streicheln ihrer Brüste, Brustwarzen, Scheide und Klitoris stimuliert wird, fließt vermehrt Blut in alle Beckenbereiche, die Scheide wird feucht und die äußeren und inneren Schamlippen schwellen an und werden dunkler. Zusätzlich wird ihre Scheide gleitfähig, indem die Schleimhaut in der Scheide zur Vorbereitung auf den Geschlechtsverkehr ein zähe Flüssigkeit abgibt. Dies ist bei Frauen eines der ersten Anzeichen für sexuelle Erregung.

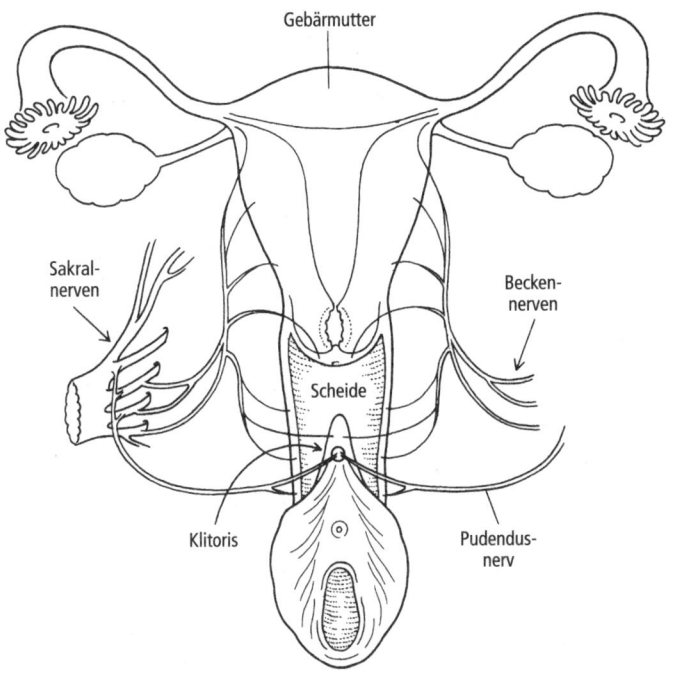

Gebärmutter

Sakral-
nerven

Becken-
nerven

Scheide

Klitoris

Pudendus-
nerv

Lage der Sexualnerven bei der Frau

Physiologisch betrachtet entspricht dieses Feuchtwerden der Erektion des Mannes, aber Frauen brauchen für diese Vorbereitung naturgemäß länger. Der Mann kann also längst eine Erektion haben und bereit für den Geschlechtsverkehr sein, während sich seine Partnerin noch in der Aufwärmphase befindet. Manche Frauen werden bei mentaler oder körperlicher Stimulation innerhalb von dreißig Sekunden feucht, andere brauchen mehrere Minuten und wieder andere werden gar nicht feucht. Dies sollte also nicht der einzige Maßstab für die Erregung und die Bereitschaft der Frau sein.

Historisches und Amüsantes

Dr. Joel Block und Dr. Susan Bakos zufolge »nimmt die Vertrautheit mit dem eigenen Körper und das Selbstbewusstsein beim Liebesspiel der Frauen nach dem dritten Lebensjahrzehnt zu. Die orgasmische Kapazität der Frau (so auch die Fähigkeit, mehrere Höhepunkte hintereinander zu erleben) wird vom Alter nicht beeinflusst. Vom Mann kann man im Grunde erst dann behaupten, dass er den Höhepunkt seiner sexuellen Leistungsfähigkeit erreicht hat, wenn er sich zu einem guten Liebhaber entwickelt hat, der seine Ejakulation steuern und seiner Partnerin auf unterschiedliche Art und Weise Vergnügen bereiten kann, was im Alter von neunzehn Jahren eher unwahrscheinlich ist.«

Manchmal sind Frauen mental wahnsinnig erregt, während ihre Scheide immer noch trocken ist. Das kann auf eine ganze Reihe von Dingen zurückzuführen sein, beispielsweise auf Medikamente, die das Körpergewebe austrocknen, und hängt grundsätzlich davon ab, wie gut hydriert ihr Körper ist. Wenn die Betroffene abends zuvor Alkohol getrunken hat, könnte sie leicht dehydriert sein, was sich direkt auf ihre Gleitfähigkeit auswirkt. Diese Reaktion ist auch bei Raucherinnen oder bei Östrogenmangel zu beobachten, denn dieses Hormon ist u.a. für die Gleitfähigkeit verantwortlich. In Kapitel acht werde ich Ihnen eine Reihe wunderbarer Gleitmittel vorstellen, die beim Geschlechtsverkehr, bei manueller Stimulation, beim Oralsex und zusammen mit Spielzeug verwendet werden können.

In der zweiten Phase der weiblichen Erregung wird die Scheide länger, denn die Gebärmutter hat sich etwas gehoben, und erweitert sich im oberen Drittel, um den Penis aufzunehmen. Die meisten Frauen sind sich dieser inneren Veränderungen in der Scheide nicht bewusst – speziell nachdem der Partner eingedrungen ist und sie noch stärker stimuliert werden.

Die körperlichen Reaktionen der Frau

Erregung

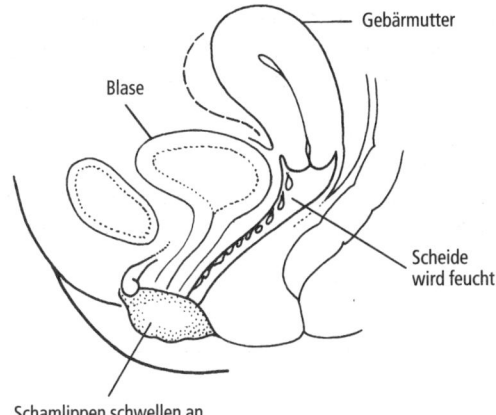

Gebärmutter

Blase

Scheide wird feucht

Schamlippen schwellen an

Plateau

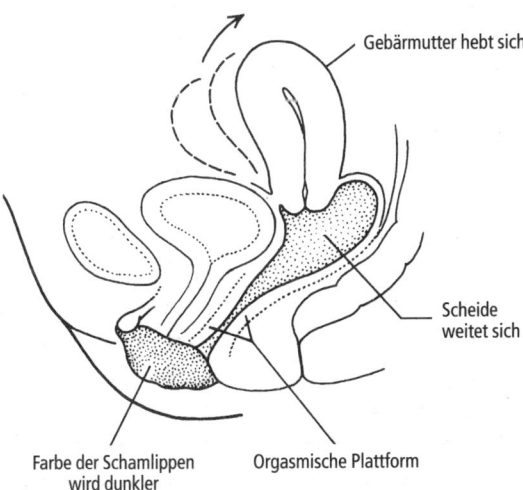

Gebärmutter hebt sich

Scheide weitet sich

Farbe der Schamlippen wird dunkler

Orgasmische Plattform

Orgasmus

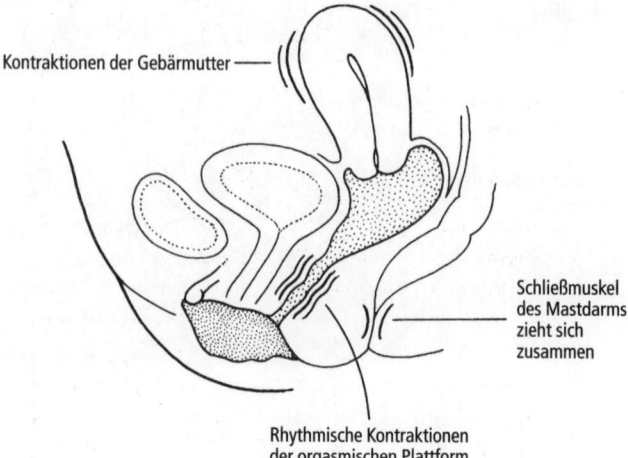

Kontraktionen der Gebärmutter —

Schließmuskel
des Mastdarms
zieht sich
zusammen

Rhythmische Kontraktionen
der orgasmischen Plattform

Auflösung

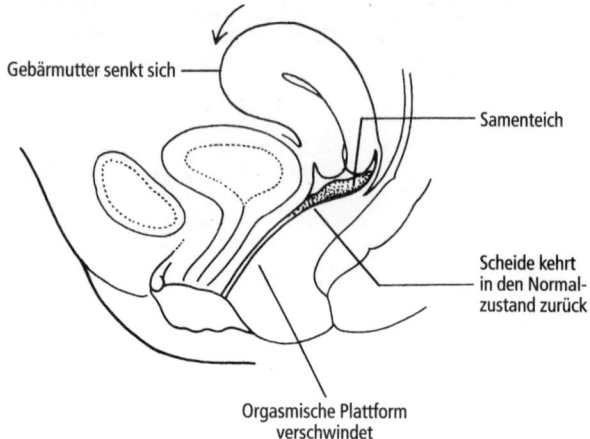

Gebärmutter senkt sich —

Samenteich

Scheide kehrt
in den Normal-
zustand zurück

Orgasmische Plattform
verschwindet

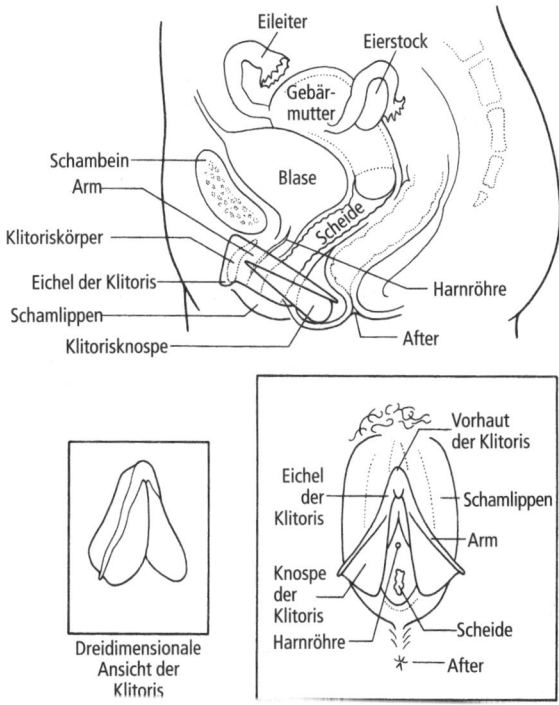

Die Klitoris

Orgasmus

Aus rein physiologischer Sichtweise kommt es zum weiblichen Orgasmus, wenn sich die Gebärmutter und die Muskeln im oberen Drittel der Scheide zusammenziehen. Doch es läuft noch viel mehr ab, wenn die Frau den Höhepunkt erreicht:

1. Die Muskeln spannen sich an, Herzschlag und Blutdruck erhöhen sich.
2. Die Brustwarzen richten sich auf.
3. Die stark durchblutete Klitoris erigiert und kommt unter der Vorhaut hervor.
4. Die äußeren und inneren Schamlippen werden größer und die Feuchtigkeit nimmt zu.
5. Die Scheide wird weiter und länger und die Brüste werden stärker durchblutet.
6. Die Klitoris wird kürzer, die Farbe der Schamlippen wird dunkler.
7. Die Muskeln einschließlich des Schließmuskels am After werden angespannt und ziehen sich bisweilen krampfartig zusammen.
8. Es kommt zum Orgasmus (die Kontraktionen finden nun alle 0,8 Sekunden statt).

Der Orgasmus kann stark oder schwach, kurz oder lang sein und wie Sie in Kapitel fünf sehen werden, können Frauen bis zu zehn verschiedene Arten von Orgasmen erleben! Manche

---

Geheimtipp aus Lous Archiv

Ich weiß, dass ich mich wahrscheinlich wie eine hängen gebliebene Schallplatte anhöre, aber Tausende von Frauen haben mir gesagt, wie wichtig es ist, dass der Partner sich beim Vorspiel mehr Zeit nimmt.

Frauen, die nie einen Orgasmus erlebt haben, glauben, dass dies darauf zurückzuführen ist, dass sie nie die Sicherheit einer vertrauten sexuellen Beziehung erlebt haben, in der sie ungehemmt erforschen konnten, wie sie berührt werden möchten. Andere Frauen wiederum sind überzeugt, dass sie nicht in der Lage sind, zum Orgasmus zu kommen, weil sie früher emotional oder sexuell missbraucht wurden. Ich bin sicher, dass wir dank neuer wissenschaftlicher Erkenntnisse über den Orgasmus besser verstehen, warum manche Frauen nicht in der Lage sind, einen Orgasmus zu bekommen. Bitte denken Sie daran, dass der Orgasmus zwar in erster Linie ein physiologischer Vorgang ist, jedoch auch eine sehr starke emotionale und psychologische Komponente hat. Wenn Sie zu den Frauen gehören, die noch keinen Orgasmus erlebt haben, sollten Sie die Hoffnung nicht aufgeben.

Historisches und Amüsantes

Der holländische Arzt Regnier de Graaf erwähnte die weibliche Ejakulation bereits im Jahr 1672.

Weibliche Ejakulation

Neue Untersuchungen haben die weibliche Ejakulation genau dokumentiert und die dabei abgegebene Flüssigkeit auch analysiert. Die Flüssigkeit enthielt eine Chemikalie – saure Phosphatase –, die bisher nur in einer anderen Drüse gefunden wurde, nämlich in der männlichen Prostata. Raphael Cabello, ein spanischer Sexualforscher, zeigte, dass die von Frauen ejakulierte Flüssigkeit außerdem PSA, das prostataspezifische Antigen, enthielt. Diese Ergebnisse lassen auf die Existenz von Drüsen entlang der weiblichen Harnröhre schließen, die die Flüssigkeit für die weibliche Ejakulation produzieren. Viele

Frauen haben festgestellt, dass allein die Stimulation der Klitoris zur Abgabe von Ejakulat führen kann. Andere Frauen verspüren bei zunehmender Stimulation in der Scheide den Drang
zu pressen, was ebenfalls eine Ejakulation hervorrufen kann.
Frauen beschreiben das Gefühl der Ejakulation als Nach-un-
ten-pressen und ein befreiendes Gefühl. Einige Frauen sagen,
dass sie mit der Ejakulation einen viel intensiveren und befrie-
digenderen Orgasmus erleben.

Ist eine Ejakulation also für guten Sex erforderlich? Nein.
Muss man dabei irgendwelche Schamgefühle haben? Absolut
nicht. Die Frau könnte jedoch glauben, sie habe uriniert, wenn
weder sie noch ihr Partner in diesem Augenblick wissen, was
da vor sich geht. Die meisten Frauen, die ejakulieren, sagen,
dass es nur dazu kommt, wenn sie sich mit ihrem Partner sicher und frei fühlen und wenn sie die Gewissheit haben, dass
es bei ihm keine negativen Gefühle hervorruft. Wenn Sie glauben, dass sie möglicherweise ejakulieren, könnten Sie einfach
ein Handtuch unter ihre Hüften legen. So müssen Sie, falls Sie
ejakulieren, oder wenn Sie ein Massageöl oder ein Gleitmittel
für die Scheide verwenden möchten, nicht gleich die Bettwä-
sche waschen.

Auflösung

In der letzten Phase der sexuellen Reaktion normalisieren sich
die Körperfunktionen wie der Herzschlag und die Durchblutung des Beckens wieder. Nach dem Orgasmus fühlen Frauen
sich oft voller Energie. Einige behaupten auch, dass sie sich
dann wacher fühlen: »Ich bin mit mir und der Umwelt viel mehr
im Einklang. Leider ist das dann meistens nachts der Fall, aber
es ist ein tolles Gefühl!« Eine andere Frau meinte: »Wenn wir
uns lieben, fühle ich mich manchmal so mit meinem Mann verbunden, dass ich am liebsten unter seine Haut kriechen würde.

Das Gefühl, zu kommen und ihm so nah zu sein, ist elektrisierend.«

Der Orgasmus – das unbekannte Wesen

Masters und Johnson beschreiben den Orgasmus als »streng mechanisch (d.h. mit den Muskeln in Verbindung stehend) und hydraulisch (d.h. mit der Durchblutung in Verbindung stehend)«. Diese Definition vernachlässigt jedoch die psychologische und die emotionale Dimensionen des Orgasmus. Wir erleben den Orgasmus nur unvollständig, wenn wir nur auf körperliche Erregung und Befriedigung aus sind.

Eine andere Definition, die den Orgasmus aus rein psychologischer Sicht betrachtet, beschreibt ihn als »den Höhepunkt sexuellen Vergnügens mit der Freisetzung sexueller Spannung und rhythmischer Kontraktion der Dammmuskulatur und der Fortpflanzungsorgane«. Ich empfinde beide Definition als zu eng, da sie die Bandbreite an Höhepunkten einschränken, die Frauen und Männer erleben können. Ich ziehe eine weitere Definition vor, die sowohl die psychologischen (mentale und emotionale) Aspekte des Orgasmus, als auch seine physiologischen Ausprägungen umfasst. Dieses Verständnis ist grundlegend, wenn es um das eigene sexuelle Vergnügen geht – egal, in welcher Form.

Der Orgasmus findet im Körper und durch den Körper statt. Er hat darüber hinaus aber auch eine mentale (sowohl psychologische als auch emotionale) Dimension. Wollen Sie wissen, warum das Gehirn so oft als wichtigstes Geschlechtsorgan bezeichnet wird? Dann lesen Sie weiter.

4. Kapitel

Die mentale Seite des Orgasmus

Den Kopf frei machen

Dem Leistungsdruck begegnen

Wir haben alle schon mal gehört, dass die Kontrolle über den Orgasmus mit dem Gehirn zusammenhängt, denn das Gehirn ist unser wichtigstes Geschlechtsorgan. Viele Frauen und Männer leiden unter großem Stress und ungeheurer Versagensangst, wenn es darum geht, dem Partner zu einem Orgasmus zu verhelfen oder selbst zum Höhepunkt zu kommen. In meinen Seminaren höre ich immer wieder, welche Angst Frauen und Männer davor haben, es überhaupt zu versuchen, da sie befürchten, enttäuscht zu werden oder den Partner zu enttäuschen. Ich möchte Ihnen helfen, diese negative Energie loszuwerden. Wir glauben, sexuell einem Ideal entsprechen zu müssen und jede Nacht tollen Sex mit einem Wahnsinnsorgasmus erleben zu müssen. Ich bin der Meinung, dass es sich nie lohnt, irgendeinem Ideal nachzueifern, und so sollten wir uns auch in Sachen Sex auf uns selbst besinnen.

Auch wenn der Orgasmus eine ernste, tief greifende und lebensverändernde Erfahrung ist, denke ich, dass zu hohe Erwartungen, die Kontrolle oder eine zu kritische Beurteilung in Sachen Sex nicht nur starken Druck auf uns ausüben, sondern dem Ganzen auch jeden Spaß und Genuss nehmen! Uns wird

zu oft vorgeschrieben, wie wir bestimmte Dinge erleben sollten, und das Meiste davon ist nur Marktgeschrei. Wie viele
Menschen ähneln wirklich den stöhnenden Paaren, die benutzt
werden, um uns Videos zu verkaufen? Es ist schwierig, locker
zu bleiben, wenn uns ständig suggeriert wird, dass wir besser
dieses oder jenes tun sollten, damit der Partner nicht unzufrieden wird und uns verlässt.

Geheimtipp aus Lous Archiv

Sexuelle Unzufriedenheit allein führt nicht dazu, dass Paare sich tren-
nen. Sie kann zum Fremdgehen verleiten, aber nicht zur Scheidung.

Wie wir bereits in Kapitel zwei gesehen haben, spuken noch
immer viele falsche Vorstellungen und überkommene Mythen
über Sex in unseren Köpfen herum. Ich hoffe, dass Sie diese bewusst oder unbewusst übernommenen Einstellungen mittlerweile erkannt haben und jetzt motiviert sind, alles über Bord
zu werfen, was Sie daran hindert, sexuelles Vergnügen und den
Orgasmus voll und ganz zu genießen.

Zweck dieses Kapitels ist es, Negatives in Positives zu verwandeln, und Sie mit dem Wissen und den Fertigkeiten auszu-
statten, die Sie für den gewünschten Orgasmus brauchen. Machen Sie sich bereit für hemmungslosen Genuss und aufregende Reisen in das Land der Lust.

Die Rolle der Kommunikation
Rücken Sie mit der Sprache heraus

Wie kann Ihr Partner Ihnen Vergnügen bereiten, wenn Sie ihm
nicht sagen, was Ihnen gefällt? Muss Ihr Partner nicht wissen,
was genau Sie erregt? Und möchten Sie dasselbe nicht auch

von Ihrem Partner wissen? Wir können alle nicht Gedanken lesen, wie können wir also erwarten, dass der Partner von allein weiß, was in unserem Kopf vorgeht? Ein Seminarteilnehmer drückte es so aus: »Ich kann es einfach nicht glauben, dass ich jahrelang stillschweigend davon ausgegangen bin, meine Frau wüsste, was ich mir wünsche und wie ich berührt werden möchte; ich habe geglaubt, dass sie, wenn sie mich wirklich liebt, spürt, was ich mag und was ich will.« Glauben Sie mir, meine Damen und Herren, Liebe hat nichts damit zu tun. Durch Osmose tauscht man kein Wissen aus, man muss durch Worte oder Taten miteinander kommunizieren.

Historisches und Amüsantes

Während eines Orgasmus zu sterben, ist kein besonders häufiges Ereignis. Faktoren, die dazu beitragen können, sind Alkohol- und Nahrungsaufnahme und ein außerehelicher Partner.

Der Schüssel zum Super-Orgasmus liegt darin, sich dem Partner offen und ehrlich mitzuteilen. Zuerst müssen Sie dazu natürlich selbst wissen, was Sie mögen, wie Sie gerne berührt, gestreichelt, geküsst oder geleckt werden möchten, und dann müssen Sie diese Informationen an Ihren Partner weitergeben. Machen Sie sich klar, dass dies nicht unbedingt in Form eines Gesprächs geschehen muss; Sie können es Ihrem Partner oder Ihrer Partnerin auch *zeigen*. Und diejenigen unter Ihnen, die sich unwissend, unbedarft und deshalb eingeschüchtert fühlen, sollten sich vor Augen führen, dass wir zwar alle als sexuelle Wesen geboren werden, aber deshalb nicht automatisch wissen, worum es beim Sex geht. Das müssen wir alle erst lernen. Und was den einen total anmacht, kann den anderen völlig kalt lassen. Jede Reise beginnt mit dem ersten Schritt, und dieses Buch kann Ihr erster Schritt zur sexuellen Selbsterkenntnis sein.

Die meisten Frauen müssen sich sicher fühlen, bevor sie sich dem Partner anvertrauen können. In einem meiner Seminare berichtete eine Frau, dass sie sich zu einem bestimmten Mann zwar hingezogen fühlte, sich ihm gegenüber aber nicht öffnen konnte. »Er war charmant, kultiviert, sah toll aus und war auch noch Franzose. Aber ich fühlte mich einfach nicht sicher. Ich wusste, dass er sich mit einer anderen Frau getroffen hatte, und obwohl er schwor, dass diese Affäre vorbei sei, gab er mir kein Gefühl von Sicherheit. Ich konnte mich nicht einmal so weit entspannen, dass ich mit ihm ins Bett gehen konnte. Ob ich mir vorstellen konnte, wie er sein würde? Oh, ja! Doch es jagte mir Angst ein – es war einfach nicht in Ordnung für mich.«

Eine verheiratete Frau betonte, welche widerstreitenden Gefühle eine Rolle spielen, wenn es darum geht, dem Partner gegenüber ehrlich zu sein: »Mein Mann war immer der Initiator in Sachen Sex. Es gibt ein paar Dinge, die ich gerne versuchen würde, aber ich fürchte, dass er sich schlecht fühlt, wenn ich sage, dass ich eine bestimmte Sache ausprobieren möchte. Ich möchte nicht, dass er denkt, er sei nicht gut genug für mich gewesen. Außerdem könnte er denken, dass ich diese neuen Dinge mit einem anderen Mann gemacht habe, was natürlich nicht stimmt.« Ich habe von vielen Frauen und Männern gehört, dass sie zögern, direkt zu äußern, was sie sich wünschen. Aus Angst, die Gefühle des Partners zu verletzen, opfern sie das eigene Vergnügen. Meinen Sie nicht, dass es den Partner antörnt, wenn Sie Ihre sexuellen Wünsche auf lockere Art zur Sprache bringen?

Sie werden es nie erfahren, wenn Sie es nicht ausprobieren. Eine Frau berichtete beispielsweise: »Ich habe mich in meinen Mann verliebt, weil er eine sehr offene, unvoreingenommene Einstellung hatte, wie ich es noch nie zuvor erlebt habe. Je besser ich ihn kennen lernte, desto mehr wurde mir bewusst, dass sich diese Einstellung auf alle Lebensbereiche erstreckte. Ein wahrer Schatz! Aber an etwas erinnere ich mich besonders. Er sagte: ›Alles, was du dir von einem Mann wünschst, werde ich für dich tun. Alles, was du mit einem Mann tun willst, kannst du mit mir tun. Wenn du dir wünscht, dass ich wie ein Hund belle, werde ich es tun, denn ich gehöre ganz dir.‹ Das sagte er am Telefon zu mir – ich bekam vor Erregung eine Gänsehaut.«

Geheimtipp aus Lous Archiv

Eine Studie aus dem Jahr 1986, an der mehr als zweihundert verheiratete Frauen teilnahmen, ergab: »... sexuelle Fantasien helfen vielen Frauen erregt zu werden und/oder beim Geschlechtsverkehr zum Orgasmus zu kommen, und zwar unabhängig von der Qualität ihres Sexuallebens.«

Eine Frage der Harmonie

Obwohl ich der Meinung bin, dass Offenheit in Beziehungen, in denen Vertrauen und eine enge Bindung bereits geschaffen wurden, die beste Vorgehensweise ist, ist es manchmal auch eine Frage der Harmonie. Viele Männer sagen, dass sie von ihrer Partnerin nicht zu viel verlangen oder sie unter Druck setzen wollen. Die Männer wissen, dass sie sich auf eine Gratwanderung begeben, wenn es darum geht, um Dinge zu bitten, die sie sich wirklich wünschen, ohne damit die Partnerin zu verletzen.

Ein Mann beschrieb diese Situation so: »Ich halte mich aus folgendem Grund zurück: Wenn sie mich einmal zurückweisen würde, würde ich es nie mehr versuchen wollen.« Wenn Sie vorsichtig und behutsam vorgehen, wenn Sie eine neue Stellung, ein Spielzeug oder einen ausgefallenen Ort vorschlagen, ist die Erfolgschance größer oder sie stoßen zumindest auf Verständnis: »Nein, heute Abend nicht, Liebling, aber vielleicht ein anderes Mal.«

Ein anderer Mann drückte seine Zwangslage so aus: »Ich wusste, dass ich diese Frau nie wieder bitten würde, eine meiner Lieblingssachen für mich zu tun [sein Wunsch war, dass sie ihm einen kleinen Analvibrator einsetzen würde, während sie ihn oral befriedigte]. Nach eineinhalb Jahren wurde mir auch auf Grund dieser Reaktion bewusst, dass sie und ich nicht füreinander geschaffen waren. Und ich hatte geglaubt, dass sie die Partnerin fürs Leben ist.«

Geheimtipp aus Lous Archiv
Langeweile ist einer der größten Feinde der Intimität.

Es stimmt, dass die Offenbarung sexueller Wünsche dazu führen kann, dass man sich verwundbar fühlt – dies ist eins der großen Paradoxa von wunderbarem, befriedigendem Sex. Sich verwundbar zu fühlen, ist völlig normal; schließlich sind wir jeden Tag so, wie wir auf die Welt gekommen sind – nackt –, mit einem Menschen zusammen, der unseren Körper auf eine Art und Weise erforscht, wie wir es selbst vielleicht noch nicht getan haben. Das Gute dabei ist, dass *beide* von dieser Verwundbarkeit betroffen sind. Wenn Sie sich mit Vertrauen und Respekt begegnen, haben Sie nichts zu befürchten – aber umso mehr zu erwarten.

Es spielt keine Rolle, ob Sie schon lange mit Ihrem Partner zusammen sind oder ob Sie eine neue Beziehung eingegangen sind – Sie können beide aus dem »Teilungsgrundsatz« Nutzen ziehen. Ich habe in meinen Seminaren beobachten können, dass diejenigen, die es riskieren, die intimste Seite ihres Ichs mit dem Partner zu teilen, dadurch belohnt werden, dass sie eine noch vertrauensvollere, leidenschaftlichere und aufregendere sexuelle Beziehung schaffen. Der folgende Kommentar stammt von einem Therapeuten: »Wenn man seine Verletzlichkeit zeigt, entsteht ein Raum für den anderen, den dieser einnehmen und dadurch das Leben des Partners beeinflussen kann. Wenn dieser Raum nicht existiert, kann der andere nicht eintreten – sei es emotional, psychologisch oder körperlich.«

Liebe auf derselben Wellenlänge

Auf dem Weg zum Orgasmus ist es wichtig, dass Sie beide wissen, in welcher Stimmung der Partner gerade ist. Wenn Sie in einer abenteuerlustigen Stimmung für heißen Sex sind, während Ihre Partnerin sich nach Entspannung und Romantik sehnt, könnte es zu Spannungen kommen. Natürlich sind zwei Menschen nicht immer in derselben Stimmung und haben nicht dieselben Erwartungen.

Zum Glück hat Mutter Natur uns nicht alle gleich gemacht. Um die Situation noch komplizierter zu machen, beeinflussen die täglichen Anforderungen und Stress-Situationen entscheidend unsere Stimmungen. Umso wichtiger ist es, dass Paare einander offen sagen, was sie sich im sexuellen Bereich wünschen und wonach ihnen gerade ist.

Die folgenden Anregungen bieten Ihnen die Möglichkeit herauszufinden, was in Ihnen beiden vorgeht. Im Idealfall werden Sie feststellen, dass Sie auf derselben Wellenlänge sind. In diesem Fall könnte der Weg ins Schlafzimmer nicht verlockender und aufregender sein.

Geheimtipp aus Lous Archiv

Sie sind sich nicht sicher, was er mag? Bitten Sie ihn, ein Video auszuleihen, oder kaufen Sie Zeitschriften, die Sie inspirieren, gemeinsam etwas Neues auszuprobieren.

Die Schleusen öffnen

Wie ich bereits mehrmals erwähnt habe, werden sexuelle Empfindungen gehemmt, wenn man den Orgasmus als das alleinige Ziel beim Sex ansieht. Mit den nächsten beiden Kapiteln, in denen ich die verschiedenen Orgasmustypen, die Frauen und Männer erleben können, vorstelle, möchte ich zeigen, dass Sex aus sehr viel mehr als nur Routine besteht.

Ein Mann bestätigte beispielsweise, wie wichtig Entspannung für die Frau ist: »Ich weiß, dass sich bei meiner Frau nichts abspielt, wenn sie nicht entspannt genug ist. Wenn sie sich nach der Heimkehr von der Arbeit aufs Sofa setzt und ich sie mit einer Fußmassage verwöhne, erregt sie das sofort. Sie spürt dann nämlich, dass sie mir wichtig ist, und das gefällt ihr!«

Geheimtipp aus Lous Archiv

»Ein Orgasmus während des Liebesspiels erhöht die Intimität und der Orgasmus hat eine bindende Kraft für eine Beziehung.

Nach dem Orgasmus fühlen sich Männer und Frauen dem Partner oft näher, ein Gefühl, das zum Teil eine körperliche Ursache hat. Das Hormon Oxytozin, das beim Orgasmus im Gehirn freigesetzt wird und den Spitznamen »Schmusehormon« trägt, regt zu Bindungsgefühlen an. Frauen produzieren zur Lebensmitte größere Mengen Oxytozin als Männer, danach gleichen sich die Prozentsätze stärker an.«

Dr. Joel Block und Dr. Susan Crain Bakos

Für Spontaneität sorgen

In den Jahren, in denen ich mit Hunderten, ja Tausenden von Männern und Frauen meine Sexseminare veranstalte, höre ich immer wieder, dass sich die meisten die Rückkehr von heißem Verlangen und Spontaneität für ihre Beziehung wünschen. Wie kann ein Paar dafür sorgen, dass die Beziehung verspielt, aufregend und voller leidenschaftlicher Energie bleibt, so wie es in der Anfangszeit war?

Jeder, der längere Zeit mit einem Partner zusammen ist, weiß, dass beide daran arbeiten müssen, die sexuelle Beziehung jung und frisch zu erhalten, wobei die Einstellung der Liebenden das Wichtigste ist.

Einfach ausgedrückt: Intimität und gemeinsam verbrachte Zeit müssen in einer Beziehung absoluten Vorrang haben. Als Sie sich kennen gelernt haben, waren Romantik und Erotik ganz selbstverständlich das Wichtigste. Wenn zwei Menschen im Lauf der Zeit vertrauter miteinander werden, müssen sie sich jedoch aktiv darum bemühen und genug Zeit für Sex einplanen.

Jeder Vater und jede Mutter weiß, wie wichtig es ist, mit der Zeit zu haushalten und alles zu organisieren. Man muss sich an einen bestimmten Zeitplan halten, damit die Familienmaschinerie gut läuft. Dasselbe trifft auf den Sex zu. Wenn er ein fester Bestandteil des Tages oder der Woche ist, haben Sie nicht nur regelmäßig Sex, sondern die Verbindung zwischen Ihnen und Ihrem Partner wird auch verbessert, was sich auf alle anderen Lebensbereiche positiv auswirkt. Dies gilt auch oder gerade für Paare mit Kindern: Sex sollte in ihrer Beziehung ebenfalls Priorität haben. So sagte eine Frau, die Mutter von drei Kleinkindern ist: »Aus diesem Grund verabreden mein Mann und ich uns jeden Mittwochabend, wenn mein Büro zu unserem geheimen Liebesnest wird.«

Der Gedanke an langweiligen Sex kann einen innerlich erstarren lassen. Manchmal konzentrieren sich Frauen so sehr darauf, dem Partner Vergnügen zu bereiten, dass sie die eigenen sexuellen Wünsche ganz aus den Augen verlieren. Männer sind aber genauso anfällig dafür. Wenn es einem Mann wichtiger ist, seiner Partnerin Lust zu bereiten, kann er das eigene Vergnügen vergessen. Ich rate Ihnen, sich auf Ihren Körper und die eigenen Empfindungen zu konzentrieren. Es erregt den Partner am meisten, wenn er sieht, wie Sie erregt werden, und er spürt, dass Sie ganz bei der Sache sind.

Geheimtipp aus Lous Archiv

Viele Männer nehmen es als gegeben hin, dass für ihr eigenes Vergnügen gesorgt wird, wenn sie sich auf die Partnerin konzentrieren. Doch es ist für den Mann genauso wichtig wie für die Frau, dass er sich um sich selbst kümmert und sein eigenes Vergnügen erforscht.

Nehmen Sie Ihre Probleme nicht mit ins Bett

Kommt Ihnen das nicht bekannt vor? Sie haben gerade einen langen, harten Arbeitstag im Büro hinter sich. Sie haben den ganzen letzten Monat an einem speziellen Projekt gearbeitet, doch als Sie es Ihrem Chef präsentierten, macht er Ihre Arbeit schlecht und droht Ihnen mit Kündigung. Als Sie an diesem Abend versuchen, mit Ihrer Partnerin in Stimmung für Sex zu kommen, merken Sie, dass sich bei Ihnen dort unten nichts abspielt.

Viele Männer und Frauen nehmen Stress von außen (speziell, wenn sie glauben, versagt zu haben) mit ins Bett. Dies trifft gleichermaßen auf Frauen zu, die im Beruf stark gefordert sind, wie auf Frauen, die sich zu Hause um die Kinder kümmern. Die ständig zunehmende Arbeitsbelastung und der Stress bei der Kindererziehung sind Ablenkungen von außen, die sich negativ auf das sexuelle Verlangen auswirken können.

Historisches und Amüsantes

Mit den Kindern im selben Bett oder Zimmer zu schlafen, ist die sicherste Methode der Verhütung.

Oft schieben wir in solchen Fällen die uralte Entschuldigung vor, zu müde zu sein. Zugegeben – manchmal ist es schwer, den alltäglichen Ärger einfach zu vergessen. Doch wenn Sie die sexuelle Beziehung mit Ihrem Partner als Heiligtum betrachten, als etwas, das Energie verleiht statt Energie raubt, brauchen Sie solche Ausreden nicht. Halten Sie, bevor Sie Nein zum Sex sagen, kurz inne und stellen Sie sich vor, wie gut Sie sich danach fühlen werden. Und dann sagen Sie Ja. Sie werden sich neu belebt, voller Energie und eng miteinander verbunden fühlen.

In Stimmung kommen

Um wunderbaren Sex zu erleben, müssen Sie und Ihr Partner natürlich in der richtigen Stimmung sein. Dies gilt vor allem für Frauen. Wenn eine Frau nicht entspannt genug ist, wird sie wahrscheinlich nicht erregt genug, um sich ganz dem sexuellen Erlebnis hinzugeben. Vielleicht macht sie zwar mit, ist aber nicht wirklich bei der Sache, was mit der Zeit die Intimität und ihr Sexleben zerstört, wenn es zu häufig vorkommt. Ich habe es von Männern in meinen Seminaren immer wieder gehört, dass sie besonders von Frauen erregt werden, die richtig »mitgehen«.

Aber wir wollen auch die Männer nicht vergessen. Gelegentlich ist es nämlich genauso wichtig, dass die Frau die Initiative übernimmt und ihren Partner in Stimmung bringt. Für Männer ist es schön zu wissen, dass sie abends, wenn sie nach Hause kommen, eine Insel des Friedens vorfinden. Ein Mann wird alles tun, um zu Hause Harmonie zu haben, selbst wenn er dafür mit den Freunden seiner Frau Urlaub machen und seinen Zweisitzer gegen einen Kombi eintauschen muss. Das Verlangen nach Frieden kann sehr weit reichen. Für den Mann ist dieser Frieden gleichbedeutend mit Intimität, der Voraussetzung für Sex.

Um eine solche friedvolle Umgebung zu schaffen, überfallen Sie Ihren Partner nicht gleich mit Alltagsproblemen, wenn er das Haus betritt. Sorgen Sie für eine positive Stimmung. Damit will ich natürlich nicht sagen, dass Sie nicht über bestimmte Dinge reden sollten, aber warten Sie damit, bis Sie sich beide etwas entspannt haben. Berühren Sie einander, legen Sie Ihre Hand auf seinen Nacken. Treten Sie mit ihm in Verbindung. Dies muss nur fünf oder zehn Minuten dauern, und dann wird er gegenüber dem, was Sie zu sagen haben, viel offener sein.

Reagiert er positiv auf Kerzenlicht? Liebt sie eine Fußmassage oder einen Drink, wenn sie abends zur Tür hereinkommt? Mögen Sie beide sanfte Musik und gedämpftes Licht? Macht es ihn an, wenn Sie schwarze Reizwäsche tragen? Mag sie es, wenn Sie frisch geduscht sind und nur Ihren Bademantel tragen? Vielleicht ein Abendessen im Restaurant oder ein Zuhause zubereitetes Festmahl? Obwohl viele Frauen mit der Vorstellung aufgewachsen sind, dass nur sie romantische Augenblicke zu schätzen wissen, mögen auch Männer solche Aufmerksamkeiten!

Viele Frauen sind der Meinung, dass sie Geschenk genug für ihn sind, und dass die Männer dazu da sind, *ihnen* Geschenke darzubringen. Irrtum, meine Damen. Auch Frauen sollten den Partner auf romantische Art verwöhnen und verführen.

Männer fragen mich immer wieder, was sie tun können, damit die Partnerin öfter beim Sex den Anfang macht. Sie haben nichts dagegen, den Sex selbst zu initiieren, aber manchmal wünschen sie sich, dass es umgekehrt ist. Das schönste Geschenk für einen Mann könnte also darin bestehen, dass seine Partnerin den Anfang macht und ihn wissen lässt, dass sie Lust auf ihn hat. Er möchte spüren, dass Sie ihn begehren. Zeigen Sie es ihm!

Ein romantischer Tanz

Sorgen Sie für ihre Entspannung

Ich möchte noch einmal wiederholen, dass es für eine Frau, die körperlich und mental nicht entspannt ist, praktisch unmöglich ist, sexuell erregt zu werden. Wenn ein Mann also Sex haben und seiner Partnerin Lust bereiten möchte, muss er dafür einige Zeit und Energie aufwenden und sich ganz auf sie konzentrieren. Sich auf diese Weise der Partnerin zuzuwenden, wirkt wiederum auch auf die meisten Männer erregend.

Wichtig ist, dass der Mann sich wie ein Gentleman benimmt und ihr »den Hof macht«. Wenn sie Erdbeeren mag, bieten Sie ihr welche an. Diese Geste gibt ihr das Gefühl, etwas Besonderes zu sein. Wenn sie Blumen liebt, dann schenken Sie ihr Blumen. Vielleicht möchte sie ein Bad nehmen oder am Freitagabend etwas Besonderes essen. Solche Aufmerksamkeiten geben ihr nicht nur das Gefühl, Ihnen wichtig zu sein, sondern sorgen auch dafür, dass sie Lust auf Sex bekommt.

Geheimtipp aus Lous Archiv

Folgen Sie der Tradition der europäischen Höfe im sechzehnten und siebzehnten Jahrhundert und putzen Sie Ihr Schamhaar ein wenig heraus. Wie? Kleben Sie oberhalb des Schamhaardreiecks eine Linie aus Swarovski-Kristall auf (wie in Kapitel acht beschrieben), rasieren Sie Ihr Schamhaar in Form eines Herzens.

Meine Herren, zeigen Sie Ihrer Partnerin, dass Sie gern etwas Besonderes für sie tun. Wann haben Sie zum letzten Mal für sie den Reifendruck überprüft oder ihren Wagen voll getankt? Sie wollen doch, dass sie sicher Auto fährt, und Sie sollten dies auch aktiv zeigen. Ich will damit nicht behaupten, dass eine

Frau nicht in der Lage wäre, für ihre Sicherheit zu sorgen, aber wenn sie sieht, dass ihr Partner sich auch darum kümmert, fühlt sie sich umsorgt. Und Sicherheit ist eng mit sexuellen Gefühlen verbunden, wie wir schon gesehen haben.

Mit diesen Vorschlägen möchte ich Sie nicht zu manipulierenden, berechnenden Tricks auffordern, sondern einfach nur bestimmte Dinge nennen, die uns Frauen gefallen. Solche Aufmerksamkeiten können sich auf die verschiedensten Bereiche erstrecken: Stellen Sie im Schlafzimmer (oder in jedem anderen beliebigen Raum) Kerzen auf; und wenn Sie ein Bad für Sie einlaufen lassen, geben Sie ein duftendes Öl oder Schaumbad hinein.

Viele Frauen kommen zur Tür herein und können dann nur an die Liste mit Aufgaben denken, die noch erledigt werden müssen, bevor sie zu Bett gehen: das Abendessen zubereiten, die Wäsche waschen, putzen, die Kinder abfüttern und baden, Telefonanrufe erwidern – die Liste kann endlos sein. Ihre Aufgabe, meine Herren, besteht darin, ihr diese Lasten abzunehmen und dafür zu sorgen, dass sie nicht abgelenkt wird! Wenn Ihre Partnerin nach Hause kommt und kaum noch etwas zu erledigen hat, lässt sie sich viel eher von Ihnen verführen.

Verführen Sie ihn

Männer lassen sich gerne erregen, ja, sie lieben es. Und sie mögen es, wenn man nett zu ihnen ist. Sieht er gerne alte James Dean-Filme? Leihen Sie ein Video aus. Wenn Sie wissen, dass er Motorradzeitschriften mag, kaufen Sie ihm eine.

Aufmerksamkeit ist die Grundlage der Verführung (bei beiden Geschlechtern). Den meisten Männern gefällt es ungeheuer, wenn ein bestimmtes Essen für sie zubereitet wird – egal, ob es sich um ein elegantes Festmahl oder einen Auflauf handelt. Wenn Sie keine Zeit haben, selbst etwas in der Küche zu zaubern, reservieren Sie einen Tisch in seinem Lieblingsrestaurant. Wenn Sie keine Zeit haben, sich für ihn besonders sexy anzuziehen, damit er ahnt, was Sie im Sinn haben, betonen Sie Ihre Kleidung einfach mit einem auffallenden Accessoire. Ziehen Sie beispielsweise an Stelle einer normalen Strumpfhose eine Strumpfhose mit Naht an. Glauben Sie mir – er wird es merken. Oder tragen Sie Strümpfe mit Spitzenrand. Während des Essens legen Sie dann seine Hand auf Ihren Oberschenkel, sodass er den Strumpfrand fühlen kann. Männer sind wahre Meister, wenn es darum geht, zu erraten, was eine Frau »drunter« trägt, und es schadet nie, ihre Fantasie ein wenig anzuregen.

Männer lassen sich nicht nur über die Augen, sondern auch über die Ohren verführen. Sagen Sie ihm beim Essen, dass er ganz über Sie verfügen kann. Verraten Sie ihm, dass Sie unter dem kleinen Schwarzen rein gar nichts anhaben, oder reichen Sie ihm unauffällig Ihren schwarzen Slip, wenn Sie von der Toilette zurückkommen.

Wenn Sie ein Abenteuer zu Hause eingeplant haben, könnten Sie schon am frühen Morgen eine verschlüsselte Nachricht auf seinem Anrufbeantworter im Büro hinterlassen. Es ist höchst unwahrscheinlich, dass er dann zu spät nach Hause kommen wird.

Während Sie ihn ausziehen, sagen Sie ihm, was Sie mit ihm vorhaben. Die meisten Männer macht es total an, wenn eine Frau über Sex redet – und wenn es Ihnen nichts ausmacht, können Sie ruhig etwas Frivoles sagen.

Offenheit, Ehrlichkeit und Takt sind die drei Schlüssel für gute Kommunikation. Und ohne Kommunikation nehmen Ihre Chancen auf phanatischen Sex, der Ihnen die Sinne raubt, stark ab. Frisch gewagt ist halb gewonnen! Teilen Sie Ihrem Partner Ihre Ideen und Fantasien taktvoll und mit Respekt mit – vielleicht eröffnen sich Ihnen damit ungeahnte Möglichkeiten. Eine freie Kommunikation erhöht auch Ihr Selbstbewusstsein, das so wichtig ist, um sich sexy und begehrenswert zu fühlen.

Sind Sie nun bereit für die zehn verschiedenen Arten, wie die Frau zum Orgasmus kommen kann?

5. Kapitel

Der weibliche Orgasmus

Die Suche nach dem Unerwarteten

Das letzte Geheimnis

Der weibliche Orgasmus ist eins der letzten Geheimnisse im sexuellen Bereich. Im Allgemeinen weiß man weniger über den weiblichen Orgasmus – seine Ursachen, Häufigkeit, Lokalisierung – als über alle anderen Aspekte in Sachen Sex. Dies ist darauf zurückzuführen, dass die Sexualforschung lange aus männlicher Perspektive betrieben wurde. Jahrelang erhielten Frauen von ihren Müttern, Ärzten, Partnern und anderen, die versuchten, die weibliche Sexualität zu kontrollieren, widersprüchliche und ungenaue Informationen über den weiblichen Orgasmus. So bekamen Frauen früher zu hören, dass der Orgasmus nicht so wichtig sei, dass er eine Schwangerschaft verhindern könne – oder für eine Schwangerschaft notwendig sei, dass er Zeichen einer »losen« Moral sei und dass er sich für eine Frau einfach nicht gehöre.

Geheimtipp aus Lous Archiv

»Ich weiß aus Erfahrung, dass der Orgasmus der Frau als etwas Besonderes und Wichtigeres angesehen wird. Der männliche Orgasmus wird als gegeben hingenommen, aber für den weiblichen muss man arbeiten.« (Leitender Angestellter beim Fernsehen, 45)

Gott sei Dank haben sich die Zeiten geändert. Heute haben Frauen nicht mehr mit solchen Mythen zu kämpfen, fühlen sich aber verstärkt dem Druck ausgesetzt, zum Orgasmus zu kommen. Genau wie die Männer sagen auch die Frauen, dass sie eine gewisse Versagensangst spüren, was die Häufigkeit und den Zeitpunkt ihres Orgasmus angeht – im Grunde glauben sie, einen Orgasmus auf Befehl bekommen zu müssen.

Historisches und Amüsantes

Hippokrates beschrieb die Klitoris schon vierhundert Jahre v. Chr.

Ich werde hier das Geheimnis um den weiblichen Orgasmus lüften, und Ihnen umfassende und aktuelle Informationen rund um den Orgasmus der Frau zur Verfügung stellen. Diese Informationen können die Orgasmusfähigkeit erhöhen und neue Möglichkeiten für das Erleben des Höhepunkts eröffnen. Diese Informationen sind deshalb ganz auf Sie zugeschnitten, meine Damen. Lesen Sie sie, denken Sie darüber nach und sprechen Sie mit Ihrem Partner darüber, jederzeit und überall, wenn Sie einen oder auch mehrere Höhepunkte erleben möchten.

Ich möchte noch einmal betonen, dass das Selbstbewusstsein umso größer ist, je mehr man über etwas weiß (Verteilerklappen eingeschlossen), sodass man über das jeweilige Thema leichter sprechen und es erforschen kann.

Je mehr Sie also über Ihren Körper und seine Funktionen wissen, desto besser wird der Sex – und das ist es doch, was wir alle wollen, nicht wahr, meine Damen? Aber was tun, wenn Sie sich einen Orgasmus wünschen, aber – aus welchem Grund auch immer – keinen bekommen? Es ist nicht überraschend, dass viele Frauen frustriert sind, weil sie nicht regelmäßig zum Orgasmus kommen. Manche Frauen, mit denen ich gesprochen habe, sagen, dass sie nicht einmal wissen, ob sie überhaupt schon jemals einen Orgasmus hatten. Andere Frauen sind sich da sicherer und wissen genau, dass sie noch nie einen Höhepunkt erlebt haben. Dann wiederum gibt es Seminarteilnehmer, die sagen, dass ihre Partnerin schwört, einen Orgasmus gehabt zu haben, sie aber sicher sind, dass dies nicht stimmt. Ich will nicht behaupten, dass diese Frauen dem Partner etwas vormachen – sie sind sicher selbst davon überzeugt, dass sie zum Höhepunkt gekommen sind.

Dieses Buch will all dies ändern. Viele Frauen (fast 70 Prozent) können durch penetrierenden Geschlechtsverkehr allein nicht zum Orgasmus kommen. Wenn Sie dieser Kategorie angehören, stehen Sie also nicht alleine da – *Sie sind völlig normal*. Die meisten Frauen können nur bei (manueller oder oraler) Stimulation der Klitoris regelmäßig zum Orgasmus kommen. Und wenn man berücksichtigt, wie hektisch unser Alltag ist und dass Sex oft irgendwo zwischen abendlichen Hausarbeiten und dem Klingeln des Weckers eingeschoben wird, ist es nicht verwunderlich, dass so viele Männer und Frauen mit ihrem Sexleben unzufrieden sind. So erzählte eine Frau: »Früher war es wahnsinnig gut, selbst nach der Geburt des zweiten Babys. Aber heute sind wir am Ende des Tages so müde und erschöpft, dass wir gar keinen Sex mehr haben.«

Unter diesen Umständen ist es logisch, dass der Mittwochabend und der Sonntagmorgen für viele Paare die beliebteste Zeit für Sex ist. Am Sonntag haben die meisten mehr Zeit füreinander, ohne dass es zu Unterbrechungen kommt, und am Mittwoch, wenn die Hälfte der Woche um ist, brauchen sie oft eine Ablenkung vom Beruf und den anderen Belastungen. Egal, welchen Grund Sie haben – die Lust auf Sex ist auf jeden Fall und zu jeder Zeit etwas Positives.

Geheimtipp aus Lous Archiv

Rufen Sie sich ins Gedächtnis, warum Sie sich in Ihren Partner oder Ihre Partnerin verliebt haben, und reaktivieren Sie Ihre Gefühle. Eine Beziehung basiert auf Romantik und ständiger Anstrengung – also tun Sie etwas für Ihre Liebe!

Bei den meisten Frauen, die mit einem Partner keinen Orgasmus erleben oder nur selten zum Höhepunkt kommen, lassen sich die Ursachen in zwei Punkte zusammenfassen: (1) Sie wird nicht so stimuliert, wie sie es braucht; (2) sie ist mental nicht bei der Sache. Aus diesen beiden Gründen ist es für eine Frau oft leichter, allein zum Orgasmus zu kommen statt mit einem Partner. Sie weiß genau, wie sie sich berühren muss, und wird dabei weniger abgelenkt. Dasselbe trifft auch auf Männer zu.

Historisches und Amüsantes

Der Akt der doppelten Penetration bei der Frau, wobei ein Mann vaginal eindringt und ein zweiter anal, wird in Frankreich »Sandwich à la Colette« genannt, nach der französischen Romanautorin, die diese Stellung in ihrem Roman detailliert beschrieben hat.

Andere Frauen haben möglicherweise Orgasmusschwierigkeiten, weil sie die verschiedenen Arten der Stimulation, die bei ihnen funktionieren, noch nicht entdeckt haben, oder weil sie sich nicht wohl dabei fühlen, sich selbst zu berühren. Es ist durchaus in Ordnung, wenn eine Frau nicht gerne masturbiert. Sie sollte sich aber ehrlich fragen, warum sie Probleme hat, zum Orgasmus zu kommen.

Filme, Bücher und Zeitschriften haben uns überzeugt, dass sich ein Orgasmus scheinbar mühelos erzielen lässt. So wurde kürzlich in einem Buch behauptet, dass jede Frau einen ein-

stündigen Orgasmus haben könne! Wenn die Leserin jedoch
nicht auch das Kleingedruckte liest, könnte sie enttäuscht werden und sich unzulänglich fühlen, wenn sie feststellt, dass ihr
Orgasmus nur ein paar Sekunden oder Minuten andauert. Die
tatsächliche Erklärung dieses Phänomens lautet, dass für einen
einstündigen Orgasmus die Stimulation des ganzen Körpers
erforderlich ist, die die Frau im Erregungszustand hält, aber
nicht auf dem eigentlichen Höhepunkt.

Es gibt verschiedene Möglichkeiten, die Chancen für einen
Orgasmus zu erhöhen, aber am wichtigsten ist die offene, ehr-
liche Kommunikation mit dem Partner. Sie müssen ihm sagen,
wie Ihre Vorlieben aussehen. Glauben Sie mir – er *möchte*,
dass Sie einen Orgasmus bekommen. Eins habe ich in den vielen Jahren gelernt, seit ich meine Seminare für Männer durchführe: Jene Männer, die glauben, gute Liebhaber zu sein, gründen dieses Selbstbewusstsein darauf, dass sie ihrer Partnerin
Vergnügen bereiten können. Ich möchte diesen Punkt nicht
überstrapazieren, aber das Schlimmste, was Sie tun können,
ist, einen Orgasmus vorzutäuschen. Das ist die schlimmste Form
schlechter Kommunikation. Warum? Weil Männer »Macher«
sind, und wenn Sie einem Mann signalisieren, dass das, was er
gemacht hat, bei Ihnen funktioniert hat, speichert er diese Information sofort ab und wird dieselben Aktionen bei nächster
Gelegenheit wiederholen. Wenn Sie also einen Orgasmus vor-
täuschen, hat er unwissentlich Dinge gespeichert, die Sie gar
nicht befriedigen. Und das bringt Ihnen beiden nichts. Ein Seminarteilnehmer sagte Folgendes: »Es sollte für einen Mann
das Wichtigste sein, *seine Partnerin* zu befriedigen! Jeder Mann,
der zuerst an sich denkt, zeigt damit, dass er für Frauen nicht
viel übrig hat.«

Geheimtipp aus Lous Archiv

In Joel Blocks und Susan Crain Bakos' Buch *Sex over 50* werden die folgenden Typen des multiplen Orgasmus beschrieben:

- *Mehrere einzelne Orgasmen*
  Dabei wird jeder Orgasmus getrennt für sich mit teilweiser Rückkehr zur Auflösungsphase erlebt.
- *Mehrere Orgasmen aufeinander folgend*
  Es kommt im Abstand von zwei bis zehn Minuten zum Orgasmus, wobei die Erregung zwischen den Höhepunkten nur minimal reduziert wird.
- *Mehrere Orgasmen in Serie*
  Zahlreiche Höhepunkte sind nur wenige Sekunden oder Minuten voneinander getrennt, wobei es nicht zum Nachlassen der Erregung kommt. Manche Frauen erleben diese Abfolge auch als einen langen Orgasmus mit Spasmen von unterschiedlicher Intensität.

Salz auf der Haut: erotische Abwechslung

Wissen Sie, dass Frauen mindestens auf zehn verschiedene Arten einen Orgasmus erleben können? Wie ich in *Der perfekte Liebhaber* erläutert habe, ermutige ich bei allen Formen sexueller Intimität immer zur Abwechslung. Ich möchte Ihnen zeigen, was alles möglich ist, und Sie und Ihren Partner ermutigen, selbst auferlegte Beschränkungen in Bezug auf sexuelles Vergnügen zu überwinden. Ich möchte Sie damit aber *nicht* zu Dingen auffordern, die Sie nicht tun *wollen*. Im intimen Bereich sollte man nur Dinge tun, bei denen man sich wohl fühlt. Im Folgenden habe ich niedergeschrieben, was andere Frauen erlebt und mir erzählt haben, und ich gebe es hier an Sie weiter.

Geheimtipp aus Lous Archiv

Das Verführerischste, was Sie für einen Mann tun können, ist ihm zu zeigen, dass das, was Sie tun, Sie total erregt. Bringen Sie Ihren ganzen Körper in die sinnliche Erfahrung ein, wenn Sie beim Sex Ihre Position beziehen.

Angenommen, Sie wollen eine Stellung über ihm einnehmen: Statt sich einfach nur auf seinen Penis zu setzen, beginnen Sie an seinem Kopf und bewegen Ihren ganzen Körper langsam an seinem Körper entlang nach unten. Er soll Sie ganz sehen, fühlen und schmecken, wenn Sie sich zu seinen Füßen vorarbeiten und dann wieder hinauf zu seinem Penis. Die Damen in meinem Seminar bezeichnen dies als den »Fick von Kopf bis Fuß« und bestätigen, wie sinnlich dies sowohl für den Mann als auch die Frau ist. Ein Mann sagte: »Nichts erregt mich mehr. Ich werde total heiß, wenn sie das macht. Es macht mich total wild und gleichzeitig ganz schwach.«

Es gibt zehn Arten oder Stellen für den weiblichen Orgasmus:

1. Klitoris
2. Scheide und Muttermund
3. G-Punkt und AFE-Zone
4. Harnröhre (U-Punkt)
5. Brust/Brustwarze
6. Mund
7. After
8. Verschmelzung verschiedener Punkte
9. andere erogene Zonen
10. Fantasie

Der Klitoris-Orgasmus

Der Klitoris-Orgasmus ist der häufigste und für manche Frauen der intensivste Orgasmus. Die meisten Frauen brauchen irgendeine Form der Klitorisstimulation, um einen Orgasmus zu kriegen. Zum Klitoris-Orgasmus kommt es, wenn der »Kitzler« durch Stimulation in den höchsten Erregungszustand versetzt wird. Die Empfindung beginnt im Klitorisbereich und kann von dort ausstrahlen. Das Nervensystem, das dabei eine Rolle spielt, ist das des Pudendusnervs, der aus unzähligen, sehr sensiblen Nervenfasern besteht. Jede Frau kann bestätigen, wie empfindsam diese Nerven sind. Die Eichel der Klitoris (Knospe) ist der einzige sichtbare Teil der Klitoris.

Die Urologin und Chirurgin Dr. O'Connell entdeckte, dass die Klitoris in Wirklichkeit zehnmal größer ist, als lange Zeit angenommen. Die meisten Hersteller von Sexspielzeug kennen sich mit der Physiognomie der weiblichen Klitoris leider ebenfalls nicht aus. Daher funktionieren die meisten Produkte schon rein ergonomisch nicht.

Historisches und Amüsantes

1930 wurde in Paris ein Fahrradrennen der besonderen Art veranstaltet, bei dem die Radfahrerinnen nackt waren. Gewonnen hatte die Teilnehmerin, die als Erste durch das Reiben auf dem Fahrradsitz zum Orgasmus kam.

Was den weiblichen Orgasmus betrifft, konzentrierte man sich praktisch jahrzehntelang nur auf die Klitoris, was sich auf die Orgasmuserfahrung der Frauen negativ auswirkte. Die Sexualforscher von damals (speziell Masters und Johnson) hatten die Vorstellung, dass die Klitoris im Mittelpunkt des weiblichen

Sexualuniversums stehe. Ich bin froh, dass die Psychologen Bernie Zilbergeld und Michael Evans eine ausgezeichnete Kritik der Arbeit von Masters und Johnson geschrieben und darin auf Fehler in der Beweisführung hingewiesen haben. Heute wissen wir, dass der Klitoris-Orgasmus zwar der häufigste ist, aber dass es noch viele andere Arten gibt, die es zu erforschen lohnt. Die folgenden Tipps zeigen, wie eine Frau am einfachsten zu einem Klitoris-Orgasmus kommt.

> *Geheimtipp aus Lous Archiv*
>
> Der Klitoris-Orgasmus hat – wie jeder andere Orgasmus auch – längst nicht immer dieselbe Intensität.

Manuelle Techniken für den Klitoris-Orgasmus

Meist findet die manuelle Stimulation bei der Frau im Liegen statt, doch diese Position ist nicht die einzig mögliche. Allerdings weiß man, genau wie beim Tanzen, oft nicht, wie man sich bewegen soll, bis es einem vorgemacht wird. In jeder Position sollte der Mann auf jeden Fall versuchen, engen Körperkontakt zu seiner Partnerin zu halten, denn er ist der Schlüssel zu ihrer Lust. Seine Hände sollten gut gepflegt sein und dürfen keine rauen Stellen oder schmutzige, abgekaute Nägel haben. Falls nötig, kann ein Gleitmittel auf Wasserbasis verwendet werden, damit sie nicht zu trocken wird.

Meine Herren, es ist am besten, den Handballen (und das Handgelenk) aufzulegen, um leichten Druck auf den Venushügel, den Bereich, wo die Schambehaarung ansetzt, auszuüben. Seien Sie sanft und drücken Sie nicht zu stark. Sie sollten dabei das Schambein unter Ihrem Handgelenk spüren können – dies hilft auch, den Arm zu stabilisieren. Wenn sich Ihr Handgelenk stattdessen in der Luft befindet, werden Sie schneller ermüden, und die Beweglichkeit der Finger ist eingeschränkt. Wenn das Handgelenk hingegen aufgestützt wird, können Sie sanftere Kreise und Bewegungen ausüben, wie sie von Frauen bevorzugt werden.

Kreisförmige und wiegende Bewegungen mit dem Handballen sind für die Frauen ebenfalls sehr angenehm. Wenn sich sein Penis in ihrer Scheide befindet, kann er versuchen, seine Beckenbodenmuskulatur anzuspannen, sodass der Penis einen Hüpfer macht. Er kann auch Zeige- und Mittelfinger zusammen in einer geraden Auf- und Abbewegung einsetzen, wobei sich der Klitorisbereich und die Klitorisspitze zwischen den Fingern befindet. Frauen benutzen diese Technik oft, um sich selbst zu stimulieren.

Venus-Schmetterling

Abgebildet ist die zweihändige Position für den Venus-Schmetterling. Dabei sitzt der Mann am besten aufrecht neben seiner

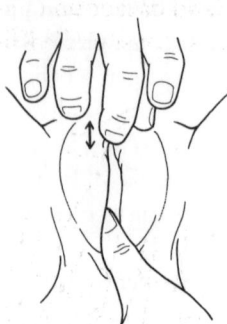

Partnerin. Daumen und Finger der unteren Hand umfassen den unteren Bereich der Schamgegend und werden weder vaginal noch anal eingeführt. Der Mittelfinger der oberen, aktiven Hand führt die Hauptbewegung aus – eine Streichelbewegung über den gesamten Klitorisbereich. Dabei kann sich der Mann vorstellen, sein Mittelfinger sei ein zarter Schmetterlingsflügel. Verwenden Sie genug Gleitmittel, damit der Intimbereich Ihrer Partnerin nicht austrocknet,

Venus-Schmetterling

und achten Sie auf zarte Hände und kurz geschnittene Fingernägel.

Eins, zwei, drei

Der Partner setzt drei Finger ein, die er zusammen über den Schamlippen krümmt. Der Mittelfinger streichelt die Klitoris und gleitet hin und wieder in die Scheide hinein. Zeige- und Ringfinger drü-
cken sanft die äußeren Schamlippen von den Außenseiten aus zusammen. Dann kann er kurze Bewegungen ausüben, wobei er den Bereich von vorne nach hinten streichelt, oder eine pulsierende Bewegung nach oben und unten.

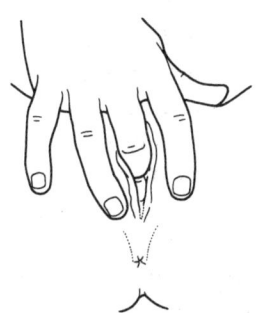

Eins, zwei, drei

Y-Knoten

Für den Y-Knoten breitet der Mann die Schamlippen mit zwei Fingern einer Hand aus, legt die andere Hand darauf und po-
sitioniert den Mittelfinger oder zwei Finger so, dass er die Kli-
toris mit einer Kreis- und/oder Auf-
und Abbewegung massieren kann. Diese Technik ist so gut, weil dabei die Hände nicht ermüden. Außer-
dem empfindet die Partnerin ein an-
genehm »großes« Gefühl, wenn seine Hände und nicht nur ein Finger in Aktion treten. Zur Verstärkung könnte der Mann einen oder zwei ge-
krümmte Finger in die Scheide einführen und sie wieder herausziehen.

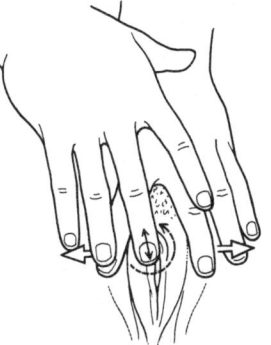

Y-Knoten

Der Bildhauer

Beim Bildhauer gibt es zwei unterschiedliche Varianten – die statische und die dynamische. Die Frauen in meinen Seminaren äußern sich über beide sehr lobend. Die Hand des Mannes formt ein großes »C«. Bei der Ausrichtung der Hand stellen Sie sich eine Uhr über der Vulva Ihrer Partnerin vor und positionieren den Daumen so, dass er bei sechs Uhr eindringt. Dabei gilt es, an einige wichtige Dinge zu denken: (1) Mit der Haut zwischen Daumen und Zeigefinger und dem Knöchelbereich der Handfläche werden die Empfindungen der Klitoris hervorgerufen. (2) Die Innenkante seines Daumens kann Druck auf den G-Punkt ausüben, und dieses Gefühl kann noch weiter erhöht werden, indem Sie im Bereich der Schambehaarung mit der anderen Hand vorsichtig ihren Bauch drücken. Sie sollten den leichten Druck auf Ihren Daumen durch die Bauchdecke spüren können. Führen Sie eine kreisförmige, wiegende Bewegung mit der »C«-Hand aus und spreizen Sie die Finger, um Druck auf den Schambereich auszuüben. Viele Frauen genießen diesen Druck, während sie stimuliert werden.

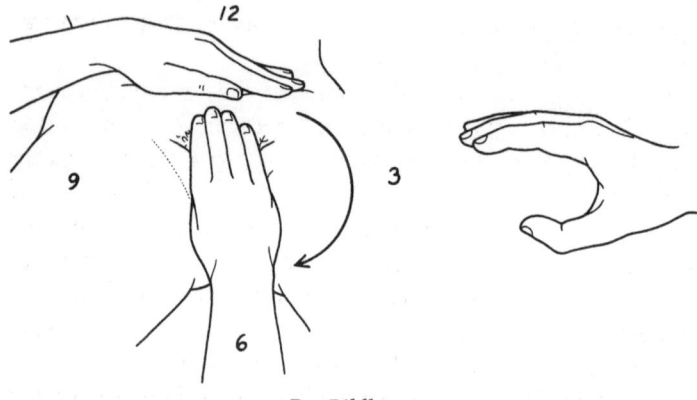

Der Bildhauer

Orale Techniken für den Klitoris-Orgasmus

Die Macht der männlichen Zunge darf nicht unterschätzt werden – dieses warme, feuchte Gefühl versetzt die meisten Frauen in Ekstase. Eine Seminarteilnehmerin berichtete: »Nichts lässt sich mit seinem Mund vergleichen. Er ist so weich und warm, und er kann damit so viel anstellen.« Die meisten Frauen mögen Cunnilingus wegen der Intensität der Empfindung und weil sie sich gleichzeitig entspannen können und nichts tun müssen, außer genießen. Für eine Reihe von Frauen ist dies eine viel intimere Form von Sex als der eigentliche Geschlechtsverkehr. »Wenn ich mich oral von einem Mann befriedigen lasse, ist mehr Vertrauen erforderlich«, meinte eine Frau dazu.

Die Zungenbewegungen umfassen kreisförmige Bewegungen mit der Zungenspitze, an der sich die Geschmacksknospen befinden, und Rückwärts- und Vorwärtsbewegungen mit der breiten Zungenoberfläche. Setzen Sie beide Zungenoberflächen ein – die rauere Ober- und die glatte Unterseite. Die Kombination verschiedener Bewegungen kann eine endlose Vielfalt an lustvollen Empfindungen erzeugen, aber es ist immer ratsam, mit weichen Bewegungen zu beginnen und diese langsam aufzubauen. Sie könnten z.B. die Buchstaben des Alphabets mit der Zunge schreiben.

Denken sie bitte daran, dass das gerade »Flicken« der Zungenspitze, wie es oft in Pornofilmen dargestellt wird, im Grunde nicht funktioniert. Am Anfang vielleicht, aber nicht die ganze Zeit über.

Wenn der Mann eine gerade Position zwischen ihren Beinen einnimmt und beide auf dem Bett liegen, kann er es sich bequemer machen, indem er ein Kissen unter ihre Hüften schiebt und eins unter seine Brust. So ist es angenehmer für ihn, sein Kinn wird nicht gegen die Matratze gedrückt und er verrenkt sich nicht den Hals. Die klassische Position ist immer noch die

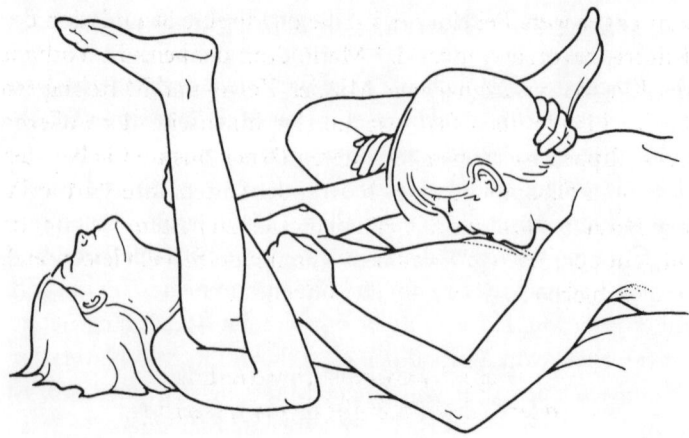

Die klassische Position

Beste: Dabei liegt die Frau auf dem Rücken und kann selbst bestimmen, wie weit sie ihre Oberschenkel öffnen möchte. Außerdem kann sie die Intensität der Stimulation beeinflussen,
indem sie die Position der Beine verändert und den Vulvabe-
reich mit den Händen offen hält. Praktisch ist es auch, wenn
Sie im Sessel sitzt und er sich auf ein Kissen vor sie kniet, zwischen ihre Beine.

Geheimtipp aus Lous Archiv

Der Lustfaktor beim Sex ist direkt proportional dazu, wie bequem Sie
es beide haben.

Manche Frauen sind zu empfindsam für direkte Berührungen
der Klitoris. In diesem Fall kann sie die Beine weiter geschlossen halten, oder der Partner könnte mit der Zunge nur nach
unten gerichtete Bewegungen ausführen. Dabei wird die Vorhaut nicht von der äußerst empfindlichen Eichel der Klitoris

zurückgezogen. Bei einer Frau, die die direkte Stimulation der Klitoris bevorzugt, muss der Mann dran denken, die Vorhaut der Klitoris zurückzuziehen. Mit den Zeige- und Mittelfingern beider Hände üben Sie dazu an der Innenseite der äußeren Schamlippen nach oben gerichteten Druck aus und heben den gesamten Schamhügelbereich an, oder bitten Ihre Partnerin, den Bereich selbst mit den Händen offen zu halten. Sie können auch mit der flachen Hand den Schamhügelbereich leicht nach oben schieben (in Richtung ihres Kopfes).

Der schwebende Schmetterling
oder SAMG (Sitz auf meinem Gesicht)

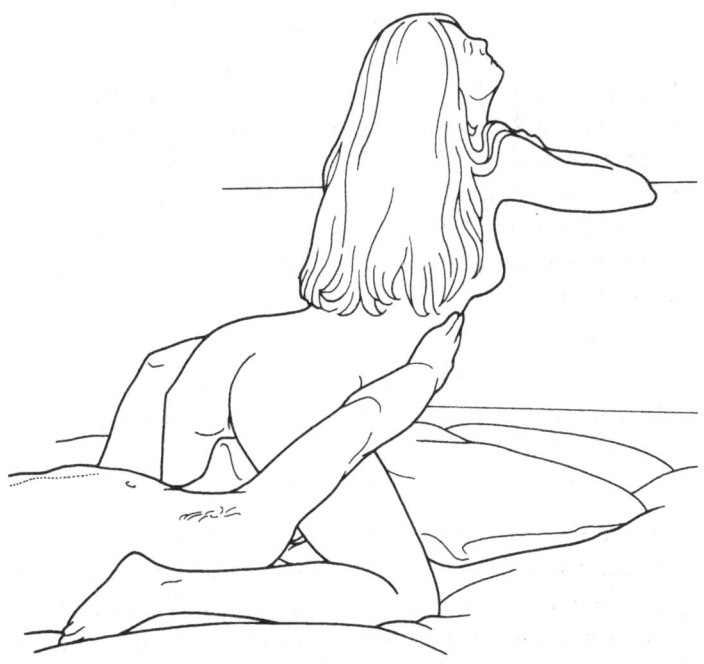

Der schwebende Schmetterling

Diese Position ermöglicht es der Frau, die Bewegungen und damit auch die Stimulation selbst zu steuern. In der Illustration ruht ihre Brust am Kopfende des Betts und der Kopf des Mannes liegt auf einem Kissen. Auf diese Weise kann er den Druck auf sein Gesicht und seinen Nacken ausgleichen.

Die Kivin-Stellung

Bei der Kivin-Technik liegt der Mann im rechten Winkel zur Frau. Ihre Aufgabe besteht nur darin, zu genießen, während sie bequem auf dem Rücken liegt. Der Mann stimuliert seine Partnerin mit Vor- und Zurückbewegungen über die »K«-Punkte hinweg, die sich zu beiden Seiten der Klitorisvorhaut befinden. Gleichzeitig hält er mit der Fingerspitze den Kontakt zu ihrem »C«-Punkt (dem Damm), sodass er die vororgasmischen Kontraktionen bei ihr spüren kann.

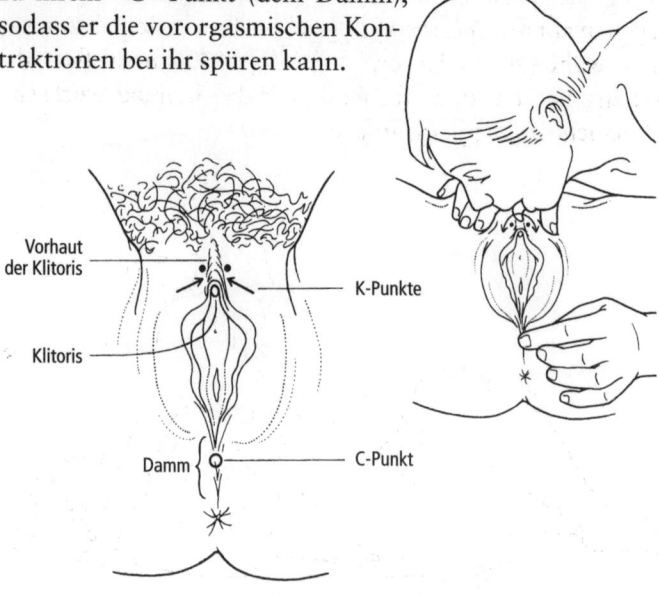

Die Kivin-Methode

Sex-Stellungen für den Klitoris-Orgasmus

Die Frau oben

Die Frau kann bei der Stellung, in der sie sich über dem Mann befindet, einen Orgasmus erleben, wenn sie zuvor bereits stimuliert wurde. Durch langsames Wiegen oder das Reiben des Klitorisbereichs an seinem Schaft oder Schambereich kann sie sich selbst zum Höhepunkt bringen. Wenn die Klitoris vorher so stark stimuliert wurde, dass sie bald kommt, führen diese Stellung und die Stoßbewegungen des Mannes meistens schnell zum Ziel. Dabei muss aber der richtige Zeitpunkt abgepasst werden, sonst kommt sie entweder zum Orgasmus, bevor der eigentliche Geschlechtsverkehr beginnt, oder die Erregung geht bei ihr wieder zurück. Eine Frau meine dazu: »Wir müssen genau auf den richtigen Zeitpunkt achten, oder ich komme schon, während er mich oral befriedigt. Manchmal flaut die Erregung bei mir auch ab, wenn wir die Stellung wechseln, und manchmal klappt es einfach so!«

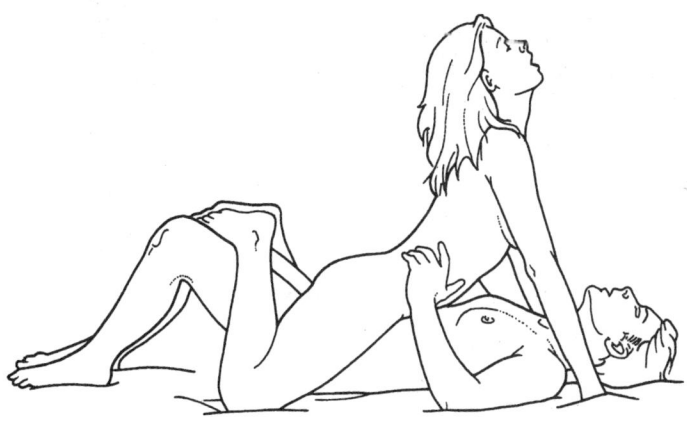

Die Frau oben

Der Mann oben

Frauen mögen die Position, bei der sich der Mann oben befindet, weil der Körperkontakt dabei größer ist als bei anderen Stellungen. Auch wenn andere Stellungen vielleicht heißer oder ausgefallener sind, ist dies die romantischste, weil sich die Partner besonders verbunden fühlen. In dieser Position kann man sich gut küssen und miteinander schmusen und viele Frauen sagen, dass sie sich so besonders sicher und geborgen fühlen. »Ich bin ziemlich groß«, sagte eine Frau, »und ich liebe diese Position, weil mein Mann, der noch größer ist als ich, mir dabei das Gefühl gibt, eine zierliche kleine Blume zu sein. Er deckt meinen ganzen Körper zu, und das ist einfach wunderschön.«

Die Frau liegt auf dem Rücken, während der Mann auf ihr oder seitlich neben ihr liegt.

Auch viele Männer mögen diese Stellung, weil sie die Tiefe der Penetration und die Geschwindigkeit der Stoßbewegungen gut steuern können. Für manche ist dies eine bewährte Position beim Sex. So meinte ein Mann: »Dabei habe ich wirklich das Gefühl, der Mann zu sein. Ich weiß, dass das sehr nach Macho klingt, aber es ist einfach so.« Ein Klitoris-Orgasmus kann in dieser Position auch mit der koitalen Ausrichtungstechnik erzielt werden, bei der der Mann tief eindringen und dabei zugleich den Kontakt zu ihrer Klitoris halten muss, wäh-

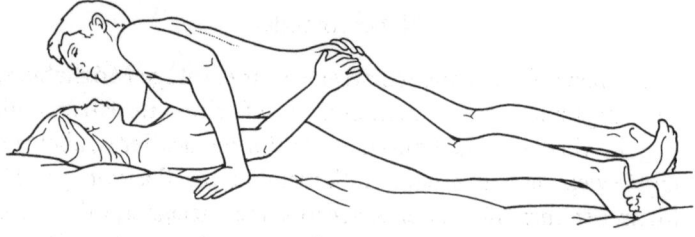

Der Mann oben

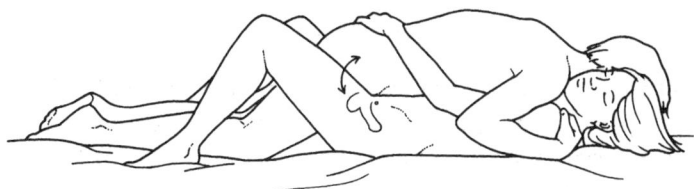

Der Mann oben, koitale Ausrichtungstechnik

rend er sich in ihr bewegt. Dabei handelt es sich um eine flache
Bewegung, ganz anders als die typischen heftigen Stoßbewegungen, wenn der Mann sich oben befindet. In dieser Position
hat die Klitoris direkten Kontakt zum Penisansatz, und es ist
gerade diese Berührung während der Stoßbewegungen, die
zum Erfolg führt. (Siehe Illustration auf Seite 94.) Diese spezielle Variante wird am besten erzielt, wenn sich seine Schultern
über den ihren befinden und er seine Füße gegen das Fußende
des Bettes, eine Wand oder ihre Füße stemmt. (Die Illustration
oben verdeutlicht dies.) So kann er an ihrem Klitorisbereich
eine wiegende Bewegung ausführen, während er seine Stoßbewegungen nach oben und unten macht. Die Kombination von
Klitorisstimulation und tiefer Penetration beschert der Frau einen atemberaubenden, erfüllenden Orgasmus. Wie Sie sehen,
ist es wichtig, dass der Mann hier genau weiß, was er tun
muss.

Nebeneinander

Positionen nebeneinander sind eine sanfte, ruhige Möglichkeit,
zum Orgasmus zu kommen. Es ist eine Position für Partner, die
sich die Verbundenheit durch das Einführen des Penis, aber wenig Bewegung wünschen. Außerdem ist die Position gut für
Menschen mit Hüft- oder Knieproblemen geeignet, oder wenn
die Partner das Liebesspiel verlängern möchten. Um für die

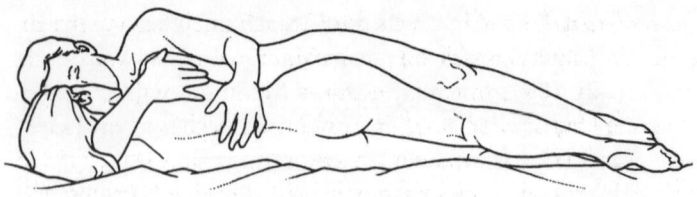

Nebeneinander

größtmögliche Stimulation der Klitoris zu sorgen, sollten die
Partner einander das Gesicht zugewandt haben. Die Frau kann
den Scheideneingang enger machen, indem sie die Oberschenkel zusammendrückt. Und dann gibt es natürlich noch die sehr
beliebte »Löffelposition«, bei der sie ihm den Rücken zukehrt
und er sich seitlich von hinten an sie schmiegt.

Stehen, sitzen, knien

Die Stellungen im Stehen, Sitzen und Knien funktionieren am
besten, wenn die Frau dem Mann ihr Ge-
sicht zugewandt hat, speziell wenn dabei
ein Stuhl im Spiel ist. Ihre Beine befinden
sich zu seinen beiden Seiten, und sie kann
den Klitoriskontakt und die Bewegung
steuern.

Positionen im Stehen sind etwas
schwierig, wenn die Partner unterschiedlich groß sind. Dann können
Sie es so machen, wie junge Lie-
bende aus Russland, die sich
auf Grund mangelnder Pri-
vatsphäre in den fünfziger
und sechziger Jahren oft
auf die Treppe zurückgezo-

Sitzen

gen haben, wo ihnen die unterschiedliche Körpergröße sehr zugute kam. Die Frau stand eine Stufe höher als der Partner und legte ein Bein über das Geländer, während der Mann auf der Stufe unter ihr in sie eindrang. (Dabei musste sie natürlich einen Rock tragen.) Beide konnten sich aneinander und am Geländer festhalten, um nicht die Balance zu verlieren.

Sexspielzeug für den Klitoris-Orgasmus

Das beliebteste Spielzeug für den Klitoris-Orgasmus ist der Vibrator. Produkte mit strukturierter Oberfläche, wie Schaftmanschetten (nähere Einzelheiten in Kapitel acht), sind zur Stimulation der Klitoris ebenfalls gut geeignet. Die Vibration dieser wunderbaren kleinen Helfer erzeugt eine sehr intensive Stimulation. Strukturierte Produkte sorgen sogar für noch intensivere Gefühle.

Der vaginale oder Muttermund-Orgasmus

Die Wahrheit über den vaginalen Orgasmus bzw. den Muttermund-Orgasmus ist, dass er sich nicht so präzise wie die Höhepunkte an anderen Stellen lokalisieren lässt. Beim vaginalen Orgasmus sind der Scheidengang und der Muttermund beteiligt und möglicherweise auch die Gebärmutter. Zwischen der Stimulation der Klitoris und der Stimulation von Scheide und Muttermund besteht ein großer physiologischer Unterschied.

Bei der Stimulation der Klitoris wird die Scheide länger und breiter und die Gebärmutter hebt sich weiter in den Körper hinein, wodurch die Scheide auf das Eindringen des Penis vorbereitet wird. Bei vaginaler Stimulation steigt die Gebärmutter nicht nach oben, sondern drückt sich nach unten in die Scheide hinein. Kurz bevor dieser Orgasmus eintritt, entspannt sich die

Scheidenöffnung. Während des Orgasmus kommt es bisweilen dazu, dass der Penis (oder irgendein zur Stimulation verwendetes Objekt) von der Stärke dieser Kontraktionen herausgedrückt wird. Beim vaginalen Orgasmus sind das Nervensystem im Becken und das hypogastische Nervensystem beteiligt, während beim Klitoris-Orgasmus das Pudendusnervensystem stimuliert wird. Es ist daher verständlich, dass sich die Höhepunkte auch anders anfühlen.

Eine Frau beschrieb den vaginalen Orgasmus so: »Wenn mein Freund mich oral befriedigt, fühlt sich der Orgasmus an, als ob er nach oben in mich hinein zieht. Aber wenn er mich von hinten nimmt, fühlt sich der Orgasmus viel umfassender an. Er scheint aus meinem Körper herauszufließen. Ich möchte dann meinen Rücken krümmen und nach unten drücken.«

Sex-Stellungen für den vaginalen – bzw. Muttermund-Orgasmus

Die Frau oben

Männer mögen Positionen, in denen sich die Frau oben befindet. Nicht, weil die Frau dabei die meiste Arbeit übernimmt, sondern weil Männer als Augenmenschen gerne ihren Körper von vorne sehen. Sie genießen es, wenn sich die weibliche Brust bei jeder Bewegung auf und ab bewegt. Ein Mann meinte dazu: »Es ist meine Lieblingsposition – vor allem, weil ich den Busen meiner Frau so mag.«

Bei Stellungen, bei denen sich die Frau oben befindet, liegt sie zumeist mit gespreizten Beinen auf dem Partner, wobei ihr Gewicht gleichmäßig zwischen beiden Knien verteilt ist. Die Hauptbewegung ist eine Vor- und Zurückbewegung mit den Hüften oder eine kreisende Bewegung, bei der die Frau wunderbar ihre Klitoris stimulieren kann. Eine Variation, die jedoch die Oberschenkel stärker beansprucht, ist eine hockende Position, bei der ihre Füße zu beiden Seiten seines Körpers stehen. Viele Frauen mögen diese Positionen, weil sie ein tieferes Eindringen ermöglichen. Zudem kann die Frau die Geschwindigkeit und die Tiefe der Stöße selbst steuern. Zum Orgasmus zu kommen, kann für die Frau in dieser Stellung härtere Arbeit sein, aber viele Frauen meinen, die Mühe lohne sich. Es ist außerdem eine sehr gute Position, wenn die Frau viel größer ist als der Mann.

Geheimtipp aus Lous Archiv

Frauen, die die Position oben *nicht* gerne einnehmen, erklären, dass sie ihren Körper nicht so *direkt* zur Schau stellen wollen. Wenn Sie wegen Ihrer Figur eine gewisse Scheu haben, ist es verständlich, dass Sie ihn beim Sex nicht gerne so frontal zeigen wollen. Die Männer sagen allerdings, dass sie ihre Partnerin in diesem Augenblick überhaupt nicht kritisch betrachten. Ganz im Gegenteil. Manche Männer sehen ihre Partnerin außerhalb des Schlafzimmers vielleicht mit kritischen Augen, aber beim Sex finden sie ihren weiblichen Körper einfach nur schön. Ein Mann drückte es so aus: »Ich habe ja keinen Sex nur mit ihren Oberschenkeln, ich liebe ihren ganzen Körper.«

Dr. Lasse Hessel zufolge ist diese Position für Schwangere auch besonders empfehlenswert, da hier die leicht gefüllte Blase als Puffer für den Fötus dient. In der Variation, bei der die Frau dem Mann den Rücken zukehrt, lehnt sie sich in Richtung seiner Füße. Eine Frau beschrieb dies so: »Wenn ich oben bin, muss ich ihm den Rücken zuwenden, damit ich meine Position exakt anpassen und die Stimulation für meine Klitoris und meine Scheide variieren kann.«

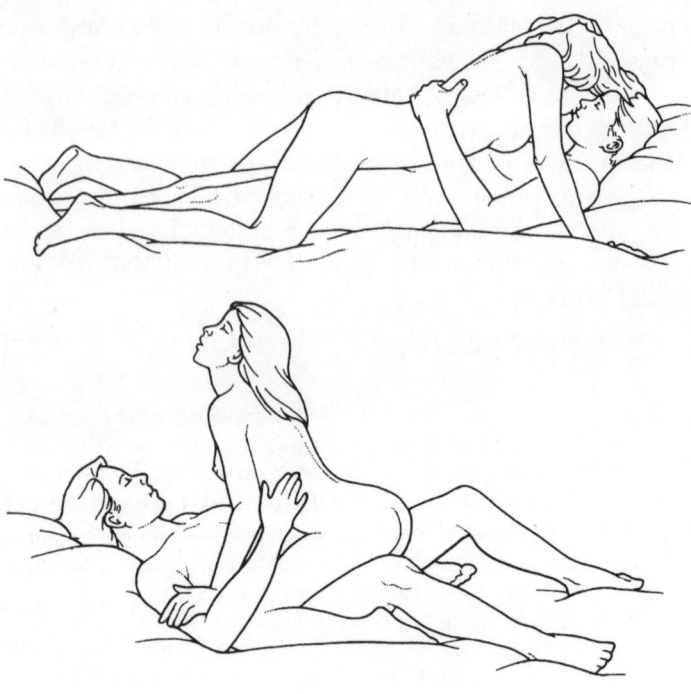

Die Frau oben

Der Mann oben

Das tiefe Eindringen und die starken Stoßbewegungen sind bei Positionen, bei denen sich der Mann oben befindet, die Komponenten, die den vaginalen Orgasmus auslösen können. Dr. Herbert Otto zufolge ist es das rhythmische Stoßen und »Hämmern« im oberen Scheidenbereich in Kombination mit dem Druck in der Scheide, die die lustvollen Vibrationen im Muttermund, in der Gebärmutter und in der Scheide auslösen. Bei manchen Frauen kann allein das Eindringen eines dicken oder breiten Penis einen Orgasmus hervorrufen. Viele Frauen sagen

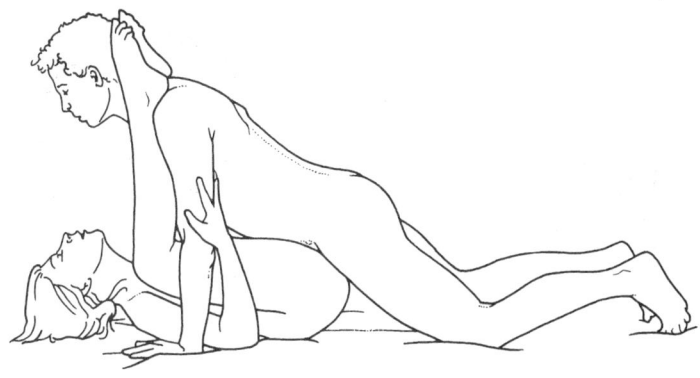

Der Mann oben

auch, dass sie einen breiteren Schaft bevorzugen, da sie sich dann stärker »ausgefüllt« fühlen. Andere Frauen ist ein längerer, dünnerer Penis lieber. Diese Frauen verfügen über »ein reichhaltiges Geflecht an empfindsamen Nervenenden«, wie der französische Arzt Gilbert Tordjman im Jahr 1980 erklärte, das sich »neben dem Muttermund dem Ende der Scheide befindet«.

Dasselbe empfindsame Nervengeflecht tief im Innern der Scheide wurde von Dr. Barbara Keesling 1997 in ihrem Buch *Super Sexual Orgasm* beschrieben. Sie schrieb, dass »der Schlüssel zum Super-Orgasmus in einem kleinen Bereich des Scheidenganges knapp hinter dem Muttermund liegt, der praktisch eine Sackgasse bildet. Dieser kleine Bereich des Scheidenkanals ist so stark von empfindsamen Nervenenden durchsetzt, dass bei manchen Frauen schon der geringste Kontakt mit dem männlichen Penis oder einem Sexspielzeug sofort einen Orgasmus auslösen kann.«

Die Haltung der Beine der Frau verändert den Winkel und die Tiefe der Penetration. Der Mann kann seine Partnerin auch anheben, um so den Winkel zu variieren.

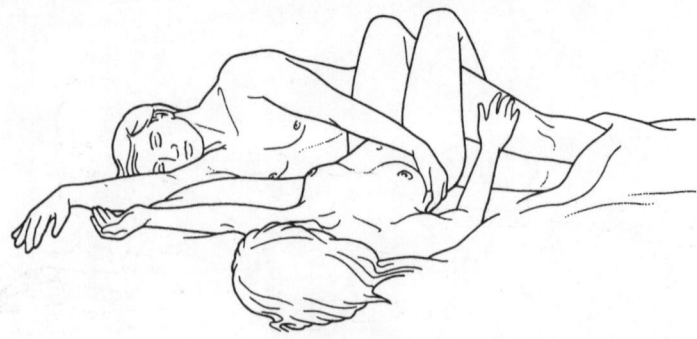

Nebeneinander

Nebeneinander

Das Orgasmuspotenzial der Frau in Positionen, bei denen sich die Liebenden nebeneinander befinden, hängt stark von ihrem hormonellen Zyklus ab. Abhängig von ihrem hormonellen Zyklus nehmen Frauen verschiedene Bereiche der Scheidenwand als empfindsamer wahr. Daher ist diese Position zum einen bequem und verbindend, und zum anderen auch sehr wirkungsvoll, wenn es darum geht, dass der männliche Penis genau »den richtigen Punkt« trifft. (Unter der Überschrift »G-Punkt« unten finden Sie weitere aufregende Alternativen für Positionen nebeneinander.)

Von hinten

Dr. Lasse Hessel zufolge bieten die Positionen, bei denen der Mann von hinten eindringt, Frauen, die bereits ein Kind geboren haben, einen ungeahnten Vorteil: Da ihre Scheide elastischer ist, kann der Penis einen größeren Bereich der Vorderwand stimulieren. Das ist auch für den Mann sehr erregend, da durch den Winkel, mit dem er in seine Partnerin eindringt,

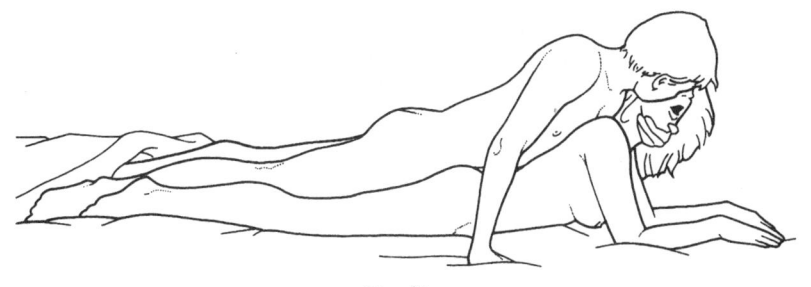

Von hinten

der vordere Bereich der Eichel stark stimuliert wird. Dabei hat
er das Gefühl, seine Stoßbewegungen fast zwischen ihren Po-
backen auszuführen. »Ich mache es am liebsten von hinten«,
bekannte ein Seminarteilnehmer. »Ich glaube, das liegt daran,
dass so ein großer Teil meines Körpers den ihren berührt, unter anderem meine Oberschenkel, die ganz auf den ihren ruhen.«

Stehen, sitzen, knien

Sowohl bei den sitzenden als auch bei den knienden Stellungen
kann die Frau ihren Körper so positionieren, dass der richtige
Scheidenwandbereich stimuliert wird. Obwohl es durchaus
möglich ist, in dieser Position einen vaginalen Orgasmus zu erleben, ist dies schwierig, da Paare diese Position oft als Übergang von einer Stellung in die andere benutzen und nicht lange
so verharren. Außerdem braucht der Mann kräftige Beuge-
muskeln in den Hüften und starke Oberschenkelmuskeln.

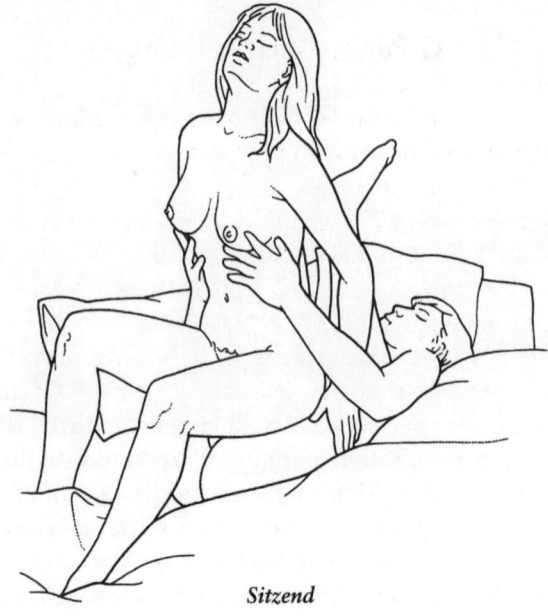

Sitzend

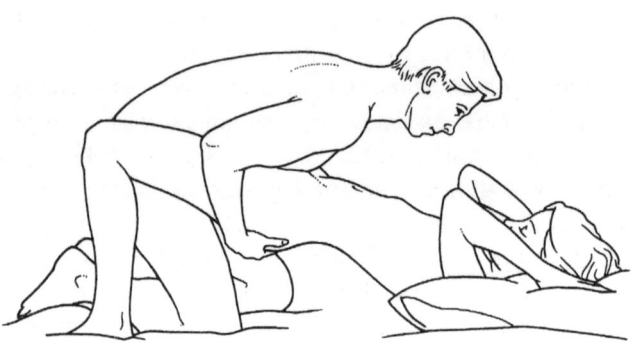

Kniend

Der G-Punkt- oder AFE-Orgasmus

Der weibliche Orgasmus beim Geschlechtsverkehr ohne direkte Stimulation der Klitoris wird oft mit dem magischen G-Punkt in Zusammenhang gebracht.

Seit der G-Punkt 1982 durch die Veröffentlichung des Buchs *The G-Spot* von Alice Kahn Ladas, Beverly Whipple und John D. Perry ins Licht der Öffentlichkeit gerückt wurde, hat er heftige Kontroversen ausgelöst. Existiert er nun oder existiert er nicht? Also, bei einigen Frauen ja, bei anderen nein. Der G-Punkt, benannt nach dem deutschen Arzt Ernst Grafenberg, der dieses Gewebe als Erster entdeckte, ist ein Bereich, der etwa die Größe eines Zweipfennigstücks hat und sich im Scheideneingang, in einer Tiefe von zwei Drittel des Mittelfingers, über dem Schambein an der vorderen Bauchwand befindet. Durch entsprechende Stimulation kann der G-Punkt die Größe eines Einmarkstücks erreichen. Bei manchen Frauen führt die verstärkte Stimulation dieser Stelle zu einem starken Orgasmus, andere hingegen empfinden die G-Punkt-Reizung als unangenehm. Wieder andere Frauen haben gar keinen G-Punkt.

Dieser Bereich an der Vorderseite der Scheide gilt als Relikt aus der genitalen Evolution. Dennoch ist der G-Punkt im Grunde nichts Neues. Andere Kulturen kennen ihn schon seit dem 1. Jahrhundert n. Chr.: Die Chinesen nannten diesen erotischen Bereich die »schwarze Perle« und die Japaner »die Haut des Erdwurms«, während andere ihn schlicht als weibliche Prostata bezeichnen.

Es überrascht nicht, dass es in Bezug auf den G-Punkt etliche Missverständnisse gibt. Dr. Beverly Whipple weist auch darauf hin, dass sich der G-Punkt nicht in der Scheidenwand befindet, sondern nur durch sie hindurch spürbar ist, sodass zu seiner Stimulation direkter und festerer Druck erforderlich ist. Auf

Grund seiner Position haben viele Frauen Schwierigkeiten, ihren G-Punkt zu finden. Am leichtesten lässt er sich lokalisieren, wenn die Frau so erregt ist, dass der gesamte Genitalbereich stark durchblutet ist und sich leichter abtasten lässt. Whipple schlägt vor, dass die Frau dann eine hockende Position einnimmt und einen Finger in die Scheide einführt. Im Liegen lässt sich der Punkt nicht so leicht finden und die Finger sind in dieser Position oft nicht lang genug, um ihn zu erreichen.

Ein weiteres Missverständnis betrifft die weibliche Ejakulation. Die Stimulation des G-Punkts führt nicht unbedingt zur Ejakulation, obwohl es dazu kommen *kann*.

Die AFE-Zone (Anterior Fornix Erotic) hat ihren Namen von dem malaiischen Sexualforscher Dr. Chua Chee Ann erhalten. Es handelt sich um einen schwammigen Scheidenbereich, der sich ähnlich wie der G-Punkt an der Bauchseite, aber weiter oben ihm Scheidenkanal näher am Muttermund befindet. Während es sich beim G-Punkt um einen klar definierten Bereich handelt, ist die AFE-Zone länger und weniger klar definiert. Sie reagiert jedoch auf sehr sanfte, leichte Berührungen, während diese bei der G-Punkt-Stimulation kräftig sein müssen. Der Studie von Dr. Chua zufolge, an der 193 Frauen in Malaysia teilgenommen haben, »berichteten fast alle bei der Stimulation dieser Zone von einem Feuchtwerden der Scheide, größerem erotischen Vergnügen und oftmals einem Orgasmus.«

Dr. Herbert Otto kritisierte später allerdings, dass dies auch der Anzahl der Frauen entspräche, die durch die G-Punkt-Stimulation zum Orgasmus kommen, und dass Dr. Chuas Population sehr spezifisch (nämlich asiatisch) war.

Manuelle Techniken für den G-Punkt- oder AFE-Orgasmus

Um durch manuelle Stimulation zum Orgasmus zu kommen, sind feste, »lockende« Bewegungen erforderlich. Diese funktionieren am besten beim G-Punkt; die AFE-Stimulation erfolgt dagegen durch leichte, sanfte Berührungen.

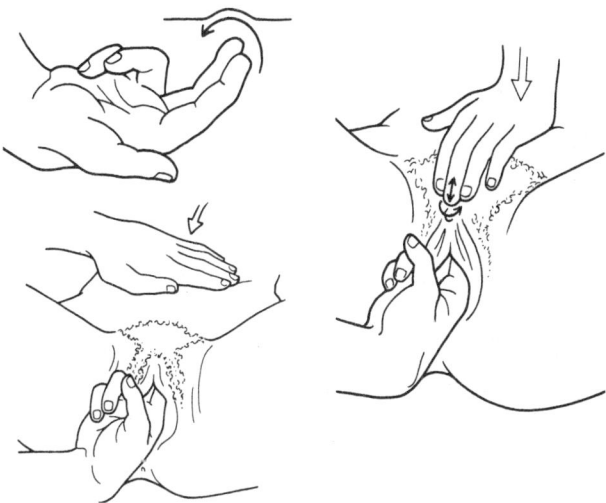

Manuelle Techniken für die G-Punkt-Stimulation

Sex-Stellungen für den G-Punkt- oder AFE-Orgasmus

Die Frau oben

Wenn sich die Frau oben befindet, kann ihr Partner sie gut stimulieren, wenn sie sich zurückgelehnt und ihm das Gesicht oder den Rücken zuwendet, wie die Abbildung es zeigt. All diese Alternativen sorgen für einen bestimmten Winkel, bei dem sein Pe-

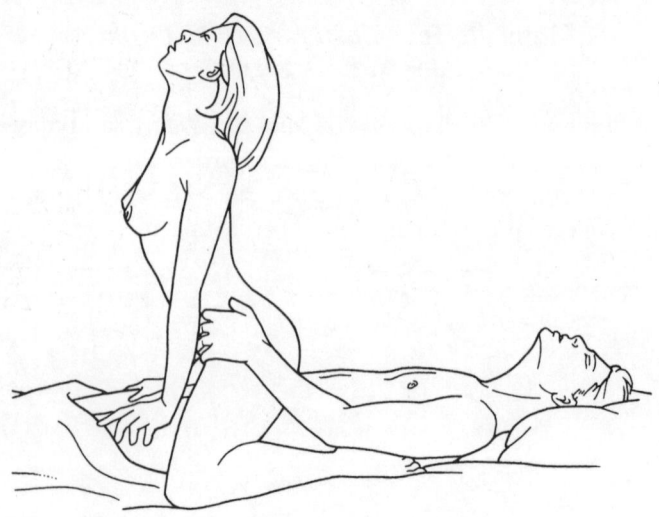

Die Frau oben

nis ihren G-Punkt stimuliert. Der Vorteil der abgebildeten Position besteht darin, dass die Vorderwand der Scheide stärker berührt wird, sodass auf diese Weise der G-Punkt-Bereich stärkere Stimulation erfährt. Unabhängig davon, ob die Frau durch die G-Punkt-Stimulation zum Orgasmus kommt, wird sie durch den direkten Kontakt auf jeden Fall mehr Vergnügen erleben.

Der Mann oben

Abhängig von seinem Erektionswinkel kann es für beide Partner sehr aufregend sein, wenn sich der Mann oben befindet. Männer, die einen gebogenen Penis haben, werden feststellen, dass sie deshalb bei Frauen sehr beliebt sind. Der Mann muss langsamen, gleichmäßigen Druck ausüben. Manchmal ist es praktisch, ein Kissen unter ihre Hüften zu schieben, damit ein günstigerer Winkel entsteht.

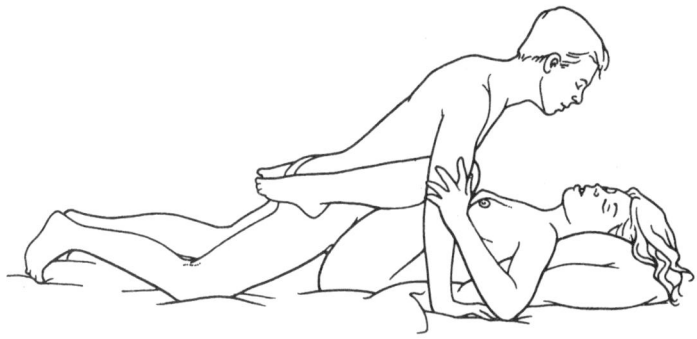

Der Mann oben

Nebeneinander

In dieser Position dringt der Mann meistens von hinten in ihre Scheide ein, wobei sie ihr oberes Bein über das ihres Partners schlingt. So kann er bei der Penetration die vordere Scheidenwand erreichen. Da in dieser Position die Bewegungsmöglichkeit begrenzt ist, kann der Mann gut den engen Körperkontakt aufrechterhalten, und die Frau kann den Druck auf die Vorderwand der Scheide verändern, indem Sie die Hüfte nach hinten kippt oder ihr Bein anhebt.

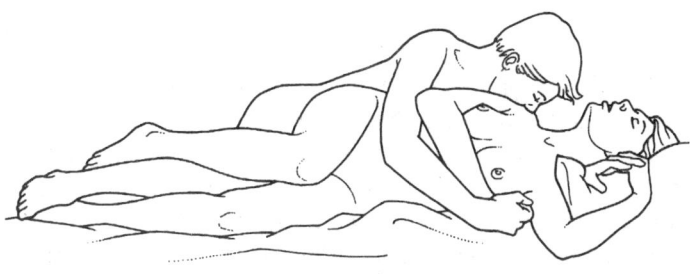

Nebeneinander

Von hinten

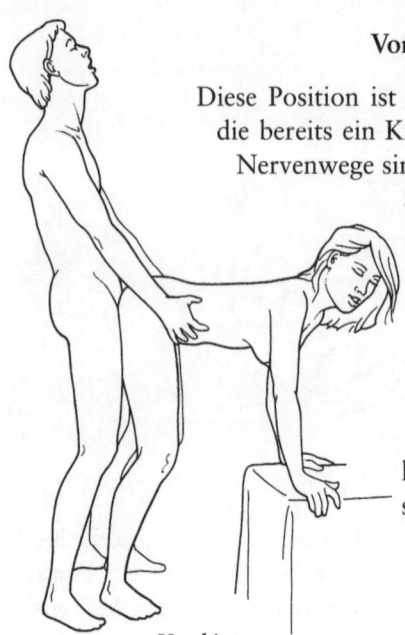

Diese Position ist besonders gut für Frauen, die bereits ein Kind entbunden haben. Ihre Nervenwege sind dadurch nämlich für die Stimulation empfindsamer, da der Scheidengang flexibler ist und der Penis den richtigen Punkt leichter erreichen kann. Die Frau kann, wenn sie auf allen Vieren kniet, die Schultern senken, um den Winkel, in dem der Druck wirksam wird, zu erhöhen.

Von hinten

Stehen, sitzen, knien
»Besser als Sex«

Bei dieser Stellung kann der Mann knien oder stehen, während er in einem Winkel von neunzig Grad in seine Partnerin eindringt. Sie liegt mit dem Rücken auf dem Bett und legt ihre Fersen auf seine Schultern oder ihre Knie in seine Armbeugen. In beiden Positionen kann sie den Winkel selbst bestimmen, und er kann anzeigen, wozu sein hartes Krafttraining im Fitnessstudio gut ist. Wenn er die Hüften der Frau weiter nach oben zieht, kann er den Druck auf ihren G-Punkt-Bereich noch weiter erhöhen. »Ich würde sie am liebsten den ganzen Tag beobachten, wenn ich das mache. Ihre Brüste hüpfen auf und ab,

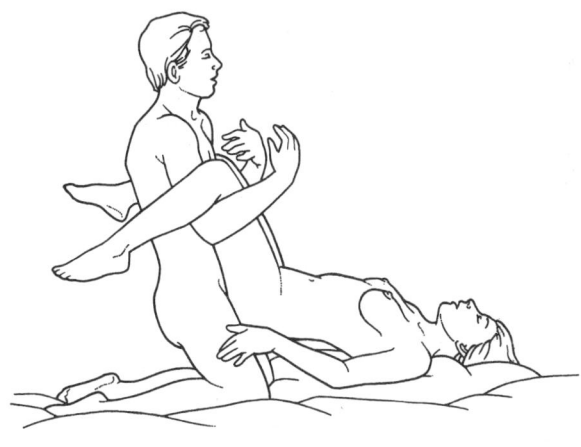

»Besser als Sex«

sie krümmt ihren Rücken und ihr Hals rötet sich. Ich dachte, ich würde dabei das Gleichgewicht verlieren, aber ich war überrascht, wie leicht ich meinen Hüft- und Armrhythmus aufrechterhalten konnte, und mittlerweile ist das unsere neue Lieblingsposition.« Eine Frau beschrieb ihre Empfindungen dabei so: »Als er es zum ersten Mal machte, brachte er mich fast um den Verstand. Ich hatte noch nie solche Erregung verspürt. Aber ich muss aufpassen. Abhängig von meinem Zyklus werde ich manchmal so empfindlich, dass es unangenehm ist. Aber zur richtigen Zeit gibt es nichts Besseres!«

Der U-Punkt- oder Harnröhren-Orgasmus

Genau wie die Stimulation der Klitoris ist auch die Stimulation der Harnröhre für manche Frauen sehr erregend. Dies ist verständlich, denn die Harnröhre (und die Drüsen in ihrer Nähe) ist an drei Seiten von der Klitoris umgeben und befindet sich zwischen der Eichel der Klitoris und dem Scheideneingang. Die Klitoris ist viel größer als das, was wir sehen – ein Hinweis darauf, dass ihre Stimulation auch die Harnröhre stimulieren kann.

Manuelle Techniken für den U-Punkt-Orgasmus

Manche Frauen sagen, dass sie beim Masturbieren festen manuellen Druck auf den Harnröhrenbereich lieben. Dafür sind gezielte kreisförmige oder Auf- und Abbewegungen nötig, um die Empfindung auf die richtige Stelle zu konzentrieren.

Orale Techniken für den U-Punkt-Orgasmus

Eine Technik, die mir beschrieben wurde, sieht folgendermaßen aus: Der Mann übt mit der Unterlippe, die beim oralen Sex die Zähne bedeckt, starken und konstanten Druck auf den Harnröhrenbereich aus. Er kann auch die inneren Schamlippen auseinander ziehen, um den Harnröhrenbereich offen zu legen und weiche und sanfte Zungenbewegungen direkt in diesem Bereich ausführen. Ihre Reaktion wird ihm sofort zeigen, ob ihr dies gefällt.

Sex-Stellungen für den U-Punkt-Orgasmus

Die Frau oben

Ein Orgasmus in dieser Position ist möglich, wenn sich die Frau mit breit geöffneten Beinen stark nach vorne lehnt, sodass ein großer Bereich des oberen Scheideneingangs Kontakt zum Ansatz des Penisschafts hat.

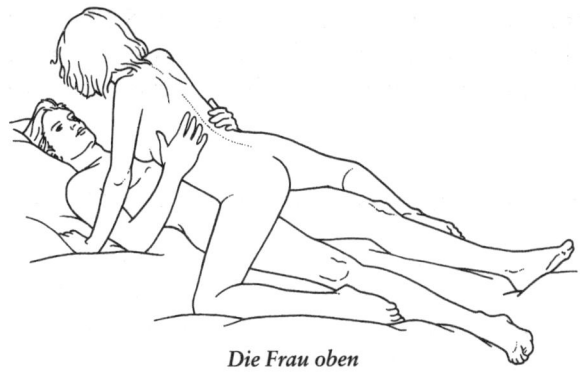

Die Frau oben

Stehen, sitzen, knien

Die Frau kann im Stehen, Sitzen oder Knien zum Orgasmus kommen, wenn der Mann kurze Stoßbewegungen einsetzt und die Frau ihre Beine um ihn geschlungen hat und engen Kontakt hält.

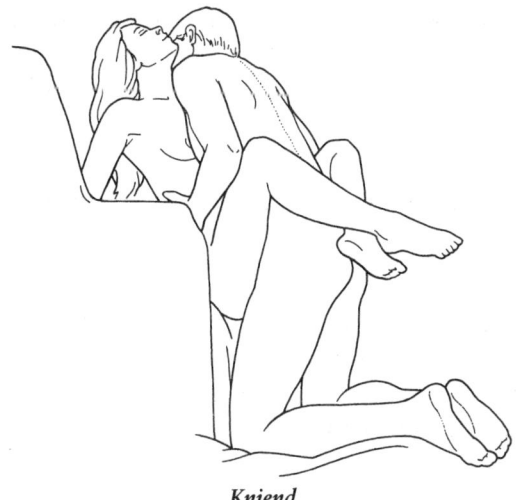

Kniend

Der Brust- oder Brustwarzen-Orgasmus

Zum Brust- und Brustwarzen-Orgasmus kommt es offenbar viel häufiger, als gemeinhin angenommen. Dr. Herbert Otto erklärt, dass der Brust-Orgasmus auf der Höhe der Stimulation einsetzt, wenn die Empfindungen von der Brust auszustrahlen scheinen. Er behauptet, dass dies die zweithäufigste Orgasmusform bei den Frauen ist, was besonders auf die Generation unserer Großmütter und Mütter zuzutreffen scheint. Früher hatten Frauen auf Grund der damals geltenden Moralvorschriften und der unzureichenden Verhütungsmöglichkeiten Angst, sich ganz hinzugeben. Stattdessen genossen sie viel öfter »Petting« und »Necking«, wobei es »nur« zum Brust- oder Brustwarzen-Orgasmus kam. Ein Mann erzählte mir Folgendes: »Ich hatte eine Freundin, die extrem empfindsame Brüste hatte. Ich glaubte immer, sie mache mir etwas vor, aber dann hörte ich vom Brust-Orgasmus. Ich konnte ihre Brüste gar nicht genug berühren.«

Viele Frauen sagten auch, dass zwischen der Stimulation ihrer Brüste und Brustwarzen und ihren Genitalien eine direkte Verbindung bestehe. Andere Frauen fühlen keine direkte Verbindung, aber die Stimulation erhöht bei ihnen die allgemeine Erregung. Stillende Mütter erleben oft beim Stillen einen Orgasmus. Diese Art der Stimulation wurde, Dr. Otto zufolge, von Kontraktionen der Gebärmutter, Scheide oder des Muttermunds begleitet.

Manuelle Techniken für den Brust- oder Brustwarzen-Orgasmus

In Sachen manueller Stimulation sollten Sie das tun, was Ihrer Partnerin am liebsten ist. Manche Frauen mögen sanfte, große Kreisbewegungen, während andere es genießen, wenn ihre

Brustwarzen gebissen oder gezwickt werden. Als Faustregel gilt, dass intensivere Berührungen am besten erst nach längerer Stimulation erfolgen.

Orale Techniken für den Brust- oder Brustwarzen-Orgasmus

Konstantes Saugen oder Saugen in Kombination mit Knabbern, Lecken oder Berührungen der Zunge – bei der oralen Stimulation der Brüste sind der Fantasie praktisch keine Grenzen gesetzt. Wenn Sie sich nicht sicher sind, was Ihre Partnerin mag, bitten Sie sie, an Ihrer Zunge oder Ihren Lippen zu saugen, um Ihnen zu zeigen, wie stark die Saugwirkung an ihren Brustwarzen sein sollte.

Spielzeug für den Brust- oder Brustwarzen-Orgasmus

Es sind Produkte auf dem Markt, die eine direkte Saugwirkung und Vibration an den Brüsten und Brustwarzen ausüben können. Brustwarzenklammern gibt es schon sehr, sehr lange und sollten mit Bedacht eingesetzt werden. Als Faustregel gilt, dass nie etwas zu lange am Körper belassen werden sollte, da sonst das Risiko von bleibenden Nervenschäden besteht, und das ist nicht Sinn und Zweck von Sexspielzeug.

Der Mund-Orgasmus

Wenn wir uns vor Augen führen, dass wir als Babys das gesamte Universum mit dem Mund erfahren, ist es nicht schwer, sich vorzustellen, dass es möglich ist, einen Orgasmus mit dem Mund zu erleben. Frauen berichteten, dass ein solcher Orgasmus in den Lippen einsetzt und sich ausbreitet und durch die Stimulation von Lippen, Zunge, Gaumen und Kehle ausgelöst wird – *ohne dass es dabei zur genitalen Stimulation kommt.* Manche Frauen erleben einen Mund-Orgasmus beim Küssen oder während sie den Partner oral befriedigen. Andere Frauen beschreiben die Empfindung als einen Ganzkörper-Orgasmus, der von Gebärmutter- und vaginalen Kontraktionen begleitet wird. Als ich bei einem meiner Seminare die Frage stellte, ob die Teilnehmer schon mal mit jemandem zusammen waren, der einen Mund-Orgasmus erlebt hat, schauten mich einige Männer an, als ob ich von einem anderen Stern käme, während ein anderer Mann völlig verblüfft schien und leise sagte: »Ja, ich habe so etwas erlebt.« Den Untersuchungen von Dr. Herbert Otto zufolge erlebten 20 Prozent seiner 205 Teilnehmer starken Forschungsgruppe einen Mund-Orgasmus. Es gibt ihn also wirklich!

Die beste Technik ist intensives, lang andauerndes Küssen mit viel Zungenspiel und Saugen an den Lippen. Dr. Mantak Chia rät, die Oberlippe der Partnerin vorsichtig in den Mund zu nehmen und mit der Zunge an der Innenseite ihrer Oberlippe entlangzufahren. Eine Frau berichtete: »Ich weiß nicht, was er angestellt hat, aber er hat irgendetwas mit der Zunge gemacht und mir wurde ganz weich in den Knien. Ich bat ihn, es wieder zu tun. Dasselbe Ergebnis. Ich glaube, es war auf das Saugen der Lippen zurückzuführen.«

Der anale Orgasmus

Wenn wir daran denken, wie empfindsam unsere Lippen sein können, ist es nicht schwer, sich vorzustellen, wie empfindsam auch das andere Ende des Magen-Darm-Trakts sein kann. Ich betrachte analen Sex als Neuland – er wird ähnlich behandelt wie oraler Sex, der mittlerweile zur Normalität geworden ist, früher aber als »schmutzig« galt. So habe ich in den letzten Jahren beobachten können, dass immer mehr Frauen und Männer Fragen zum analen Sex stellen. Die Wahl, es auszuprobieren oder nicht, bleibt Ihnen überlassen – schließlich ist es Ihr Körper. Doch die Frauen und Männer, die diese Alternative in ihr sexuelles Repertoire aufgenommen haben, berichten, dass sie viel Spaß, Abwechslung und Intimität zwischen den Partnern bringt.

Der Frau muss es natürlich angenehm sein, penetriert zu werden, und ich rate, dies vorher mit einem sauberen und mit viel Gleitmittel versehenen Finger zu testen. Wenn sie erst einmal stärker geöffnet ist und auf die Stimulation lustvoll reagiert, können Sie auch mit anderem Spielzeug experimentieren (siehe unten).

Es gibt einen physiologischen Grund, warum die anale Penetration schwierig sein kann: Es gibt zwei Schließmuskel – ei-

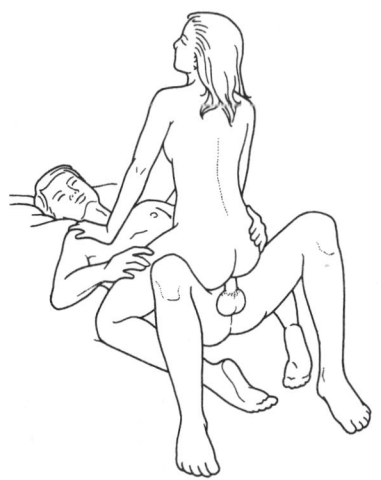

Analer Orgasmus

nen, der dem Willen unterliegt, sodass er bewusst entspannt
werden kann, und einen, der nicht kontrolliert werden kann,
sodass er mit dem Finger oder einem Spielzeug entspannt werden muss.

Manuelle Techniken für den analen Orgasmus

Jede manuelle Stimulation, die Ihrer Partnerin an den Lippen
gefällt, dürfte auch anal Vergnügen bereiten. Setzen Sie sanfte
Streichelbewegungen ein, mit denen Sie den Bereich langsam
einkreisen, und dringen Sie sanft ein.

Orale Techniken für den analen Orgasmus

Sie sollten wissen, ob Ihre Partnerin unter Hepatitis leidet, bevor sie ungeschützten analen Sex oder Analingus praktizieren.
(Daran sollten Sie bei jedem Bereich, den Sie küssen, denken.)
Die besten Techniken sind das »Flicken« mit der Zunge, Saugen oder eine Kombination von Hand und Mund.

Spielzeug für den analen Orgasmus

Achten Sie darauf, dass das Spielzeug, das Sie für analen Sex
verwenden, eine größeren Bodenbereich hat, sodass es nicht
unabsichtlich in den Mastdarm rutschen kann. Da die Beckenbodenmuskulatur auch um den After herum verläuft, können
bei Frauen während des Orgasmus Kontraktionen der Scheide
und Harnröhre und bei Männern Kontraktionen der Harnröhre und des Afters ausgelöst werden. Wenn ein Spielzeug
anal eingeführt wird, kann sich die Beckenbodenmuskulatur
darum herum zusammenziehen und durch den Widerstand
entsteht mehr Empfindung. Analperlen können die orgasmische Reaktion ebenfalls erhöhen, wenn sie im Augenblick des

Orgasmus alle auf einmal oder hintereinander herausgezogen werden. Diejenigen, die ihren Spaß daran haben, sagen, dass so eine zusätzliche »orgasmische Welle« entsteht.

Sie sollten solches Spielzeug niemals mit anderen teilen und es nicht anal *und* vaginal einsetzen, selbst wenn Sie es gründlich gereinigt haben.

Der verschmelzende Orgasmus

Der von Whipple und Perry im Jahr 1982 so bezeichnete »verschmelzende Orgasmus« entsteht, wenn mehr als ein Körperbereich gleichzeitig stimuliert wird, sodass die Intensität insgesamt erhöht und die orgasmische Empfindung erweitert wird. Ein Beispiel: Die Stimulation der Klitoris wird erregender, wenn gleichzeitig die Brust oder der G-Punkt stimuliert wird. Dies ist verständlich, denn wir wissen aus der Forschung, dass die beiden Bereiche von zwei getrennten Nervensystemen durchsetzt sind – bei der Klitoris ist es der Pudendusnerv und beim G-Punkt der Beckennerv. Und wenn mehr Nerven beteiligt sind, wird die Empfindung intensiver.

Der Zonen-Orgasmus

Ein Zonen-Orgasmus ist viel individueller, weil er in verschiedensten Körperregionen auftreten kann, die eher selten mit dem Orgasmus in Verbindung gebracht werden. So können sowohl Männer als auch Frauen zum Höhepunkt kommen, wenn ihr Nacken geleckt oder an ihren Fingern gesaugt wird oder wenn der Oberschenkel- bzw. Lendenbereich gestreichelt wird.

Der Fantasie-Orgasmus

Beim Fantasie-Orgasmus kommt der oder die Betroffene allein durch das Kino im Kopf zum Höhepunkt – ganz ohne genitale Stimulation. Dies ist wahrscheinlich der Orgasmustyp, den die meisten Menschen gerne bewusst herbeiführen möchten, aber es gibt nur einige Ausgewählte, die dies tatsächlich können. Er ist nicht zu verwechseln mit Orgasmusformen, bei denen die Fantasie lediglich unterstützend bei der genitalen Stimulation wirkt, was eine sehr weit verbreitete Praxis ist. Der Fantasie-Orgasmus wurde 1992 im Labor von Whipple, Ogden und Komisaruk dokumentiert. Die Wissenschaftler zeigten, dass sich die physiologischen Reaktionen des Körpers bei einem nur durch erotische Fantasien hervorgerufenen Orgasmus nicht von denen bei einem körperlich ausgelösten Orgasmus unterscheiden. Bei beiden Arten kommt es zu einer Erhöhung des Blutdrucks, schnellerem Herzschlag, Erweiterung der Pupillen und zur Erhöhung der Schmerzschwelle.

Solo-Sex

Die Selbstbefriedigung hat verschiedene Namen: Masturbation, Onanie, Autoerotismus. Die meisten Frauen lernen, genau wie die meisten Männer, auf diese Weise zum ersten Mal zum Orgasmus zu kommen, was den meisten leicht fällt. Bei der Selbstbefriedigung entdeckt der oder die Betroffene den eigenen Körper in einer privaten, sicheren Umgebung. Wenn man den eigenen Körper kennt, kann man unbefangener Lust erleben. Man kann dem Partner zeigen, wie man sich selbst berührt und stimuliert, und vielleicht stellt man sogar fest, dass der Partner an dieser Erfahrung teilhaben möchte.

Wir wissen, dass Frauen praktisch über alles reden können und dies auch tun, aber es gibt einen Bereich, bei dem Einzelheiten oft ausgelassen werden. Es macht Frauen wahrscheinlich nichts aus, anderen zu erzählen, dass sie diesen oder jenen Vibrator benutzen oder eine gewisse Zeit vor dem Wasserstrahl des Whirlpools verbringen, aber auf die Details wird nie eingegangen. Gleichzeitig sagen 70 Prozent der Frauen, dass sie masturbieren. Warum also dieses Unbehagen und diese Diskrepanz? Ich nehme an, dass Frauen sozial noch immer konditioniert werden, Sex nicht als lustvoll zu empfinden, um ihre Macht zu unterdrücken. Dasselbe dürfte auf die Selbstbefriedigung zutreffen.

Unsere sexuelle Individualität zeigt sich auch bei den Vorlieben beim Masturbieren. »Unseren Beobachtungen zufolge sind die Masturbationstechniken verschiedener Frauen völlig unterschiedlich«, erklärten Masters und Johnson. Diese Beobachtung wird von Dr. Fithians Forschungen bestätigt, die den Begriff des »orgasmischen Fingerabdrucks« prägten, um die einzigartige Natur der orgasmischen Reaktionsmuster jedes einzelnen Menschen zu beschreiben.

Manuelle Techniken für die Selbstbefriedigung

- Manche Frauen genießen eine kreisförmige Bewegung, die auf dem Schamhügel beginnt und in sanften Kreisen fortfährt, bis sie schließlich bei den inneren Schamlippen angelangt, und dann die Richtung umgekehrt wird.
- Eine weitere beliebte Technik besteht darin, zwei oder drei Finger auf den äußeren Schamlippen kreisen zu lassen, um den Klitorisbereich darunter zu stimulieren, oder mit angefeuchteten Fingern den Klitorisbereich selbst zu stimulieren. Bei der Verwendung eines Gleitmittels sollten Sie darauf achten, dass es eine Wasserbasis hat, da Öl eine Hefepilz- oder Blaseninfektion hervorrufen kann.

- Ein einzelner Finger, meistens der Mittelfinger, fährt in einer Auf- und Abbewegung an der Klitoris vorbei, während die äußeren Schamlippen mit dem Zeige- und Ringfinger offen gehalten werden.
- Zwei Finger werden in die Scheide eingeführt, mit einer kreisförmigen Bewegung, bei einer gleichzeitigen schnellen Vor- und Zurückbewegung über den Eichelbereich der Klitoris mit variierendem Druck.
- Gleichzeitige Stimulation der Brustwarzen, um stärkere Empfindungen hervorzurufen.
- Manche Frauen setzen die Fingerspitzen der freien Hand ein, um leichten Druck auf der Linie vom Nabel zum oberen Ende des Schamhügels auszuüben. Dies führt zum Aufbau der Erregung in einem größeren Bereich.
- Manche Frauen üben ein leichtes Klopfen auf die Klitorisspitze aus, wenn sie bereits stimuliert sind.

Wasser

- Füllen Sie die Badewanne einige Zentimeter mit warmem Wasser und platzieren Sie die Genitalien dann direkt unter den Wasserstrahl. Eine Gummimatte in der Badewanne sorgt dafür, dass Sie nicht ausrutschen. Mit leichten, wiegenden Bewegungen kann das erregende Gefühl erhöht werden.
- Benutzen Sie beide Hände, um den Genitalbereich stärker zu öffnen. Je straffer die Haut gespannt ist, desto mehr Lust kann geweckt werden.
- Auch Bidets können eine magische Wirkung haben – speziell solche, bei denen der Wasserstrahl in der Mitte nach oben spritzt.
- Handduschen sind die beste Freundin vieler Frauen – probieren Sie es morgens einmal aus!
- Im Whirlpool bringen Sie sich über dem Wasserstrahl in Po-

sition. Manche Frauen bevorzugen es, wenn der Strahl von hinten kommt, denn das Wasser drückt die Vorhaut der Klitoris nach oben, sodass der Klitorisschaft, einer der empfindlichsten weiblichen Körperteile, dem Wasserstrahl stärker ausgesetzt ist.

- Manche Frauen sagen, dass sie gerade im Wasser ihren erotischen Fantasien freien Lauf lassen können, da sie sich beim Baden besser entspannen können.

Verschiedene Oberflächen

- Manche Frauen erregt es, ein Kissen zwischen den Beinen zu haben, oder sich an einem bestimmten Stoff zu reiben – eine Technik, die sie oft als junge Mädchen per Zufall kennen gelernt haben.
- Ein Keramikbecken – diese Idee stammt von einer Frau, die mir Folgendes erzählte: »Ich lehnte mich gern an diese großen alten Keramikwaschbecken in der Schule. Ich war sehr groß und brachte mich am Rand in Position, wo ich mich hin und her wiegte, bis ich kam. Ich hab das jahrelang gemacht. Alle glaubten, dass ich mir ständig die Hände wusch.«
- Ein männliches Bein. Eine Frau dazu: »Ich komme, wenn ich mich am Oberschenkel meines Mannes reibe.«

Vibratoren

Was Vibratoren angeht, gibt es zwei Kategorien von Frauen: Die einen bevorzugen die direkte Stimulation der Klitoris mit einem kleineren Vibrator, während die anderen die breitere, allgemeinere Reizung mit einem größeren Vibrator bevorzugen.

- Bei den kleineren Vibratoren besteht die Aktion oft aus einer Abfolge von Berührungen, bis genug Erregung aufgebaut wurde und die Klitoris direktere Stimulation tolerieren kann. Oft positionieren Frauen den Vibrator an den äußeren Schamlippen, um die Intensität zu dämpfen. Dabei wirken sich die Vibrationen stärker auf das lange Bein der Klitoris aus. Manche Frauen empfinden den direkten Klitoriskontakt mit dem Vibrator als viel zu intensiv. Eine Frau sagte: »Ich mag den langsamen Aufbau der Erregung. Als ich mal einen Vibrator verwendete, hatte ich das Gefühl, als würde der Orgasmus praktisch aus mir herausgerissen. Es war einfach zu viel.«

• Bei einem Vibrator mit breiterem Kopf werden Vibration und Empfindung stärker verlagert. Wenn die Empfindung zu stark ist, kann auch ein Waschlappen oder ein Kleidungsstück um den Kopf des Stabs gelegt werden. Manche Frauen legen den Vibrator auf ein Kissen, legen sich darauf und setzen zusammen mit der Vibration eine Stoßbewegung mit dem Becken ein.

Obwohl es für Frauen mindestens zehn verschiedene Möglichkeiten gibt, einen Orgasmus zu erleben, kommen die meisten immer wieder auf die vertrauteste (und einfachste) Art und Weise zurück. Wenn Sie Ihrem Sexleben etwas mehr Würze verleihen wollen und nichts dagegen haben, mit Ihrem Partner ein bisschen zu spielen, dann rate ich Ihnen, einfach einen der hier vorgestellten Orgasmustypen, der Ihnen gefällt, auszuprobieren. Wer weiß, was passiert, wenn Sie eine, zwei oder drei der gezeigten Techniken kombinieren! Mutter Natur hat uns mit Körpern und mit Fantasie ausgestattet – nutzen Sie beides für neue Höhenflüge.

6. Kapitel

Der männliche Orgasmus

Wie Sie Ihren »besten Freund« optimal einsetzen

Der Unterschied zwischen X und Y

Der männliche Orgasmus unterscheidet sich in vielfacher Hinsicht vom weiblichen. Während Frauen einen Orgasmus auf mindestens zehn verschiedene Arten erleben können, sind es bei Männern hauptsächlich vier:

1. Penis (manuelle oder orale Stimulation, Geschlechtsverkehr)
2. Prostata oder After
3. Fantasie (dazu zählen auch »feuchte Träume«)
4. Brustwarzen

Diese vier Arten zeigen an, *wo* Männer stimuliert werden müssen, aber sie erklären nicht genau, *wie* Männer den Orgasmus erleben. Um zu verstehen, wie man einen besseren Orgasmus (d.h. mehr Lust und Kontrolle) erleben kann, ist mehr Bewusstheit erforderlich: die Bewusstheit des Körpers, seiner Muskeln und Nervenbahnen. Manchmal möchten Sie mit Ihrer Partnerin vielleicht »einfach nur Spaß haben«. Wenn Sie aber in einer romantischen Stimmung sind, lieben Sie sich, um das Gefühl emotionaler Nähe noch intensiver zu erleben.

Wie wir gesehen haben, hilft die Einteilung in die vier Phasen der Erregung, um zu verstehen, was beim Sex passiert. Doch wie ich bereits erläutert habe, unterscheidet sich der zeitliche Ablauf bei Männern und Frauen, d.h. Frauen brauchen länger, um erregt zu werden, bleiben aber auch länger erregt. Männer reagieren schneller auf Stimulation, haben aber im Allgemeinen eine kürzere Erregungsperiode.

Geheimtipp aus Lous Archiv

Der Partner, der sich beim Sex oben befindet, hat immer eine bessere Kontrolle über den Orgasmus, da er die Stoßbewegungen besser steuern kann.

Es folgen nun die sieben verschiedenen Arten, auf die Männer zum Orgasmus kommen. Sie können sie einzeln oder in Kombination ausprobieren, und vielleicht entdecken Sie dabei einen neuen Weg zur Lust. Ich empfehle Ihnen, diesen Teil mit Ihrer Partnerin zusammen zu lesen, damit Sie Ihr zeigen können, was Sie interessiert und erregt.

Geheimtipp aus Lous Archiv

Wichtig ist dabei, meine Damen, dass alles, was Sie für ihn tun, auch Sie erregt.

Der Penis-Orgasmus

Die meisten Männer (und Frauen) denken, dass der Penis der Blitzableiter des männlichen Orgasmus ist. Natürlich ist der Penis für die meisten Männer der Teil der Anatomie, der sie zuerst mit der Kraft und Lust ihrer Sexualität vertraut gemacht hat, was meistens beim Masturbieren geschah (schnell und heimlich). Ich hoffe, dass durch mein Buch Ihr sexueller Erfahrungshorizont noch erweitert wird! Für manche bietet es die Entdeckung, dass die Stimulation eines anderen Bereichs den im Penis lokalisierten Orgasmus noch intensiveren kann. Sie lernen sozusagen, wie sich das Vergnügen auf eine andere Ebene bringen lässt. Andere werden ganz neues Terrain betreten und den Orgasmus an anderen Körperstellen erleben – zum Beispiel von den Brustwarzen ausgehend. Vielleicht werden Sie sogar feststellen, dass Sie erregt werden, wenn Ihre Partnerin Ihre Füße reibt ... wer weiß?!

Historisches und Amüsantes

Hier ein paar Orgasmusmöglichkeiten, von denen ich vorher noch nicht gehört hatte: Augasmus (halten Sie Augenkontakt beim sexuellen Orgasmus) und Jellogasmus (wenn Ihre normale körperliche Reaktion in Gesamtkörperspannung besteht, sollten Sie versuchen, Ihren ganzen Körper zu entspannen, sodass er wie Wackelpudding oder Jelly ist).

Sexstellungen für den Penis-Orgasmus

Nachfolgend habe ich die wichtigsten Positionen dargestellt, die Männer nutzen können, um durch den Geschlechtsverkehr zum Orgasmus zu kommen. Diese Positionen werden von Informationen begleitet, mit deren Hilfe Sie lernen können, ein bestimmtes Gefühl zu erleben oder dessen Intensität zu steigern.

Die Frau oben

Viele Männer lieben es, von ihrer Partnerin »geritten« zu werden. Da Männer von Natur aus Augenmenschen sind, ist es verständlich, dass dies eine ihrer Lieblingsstellungen ist, vor al-

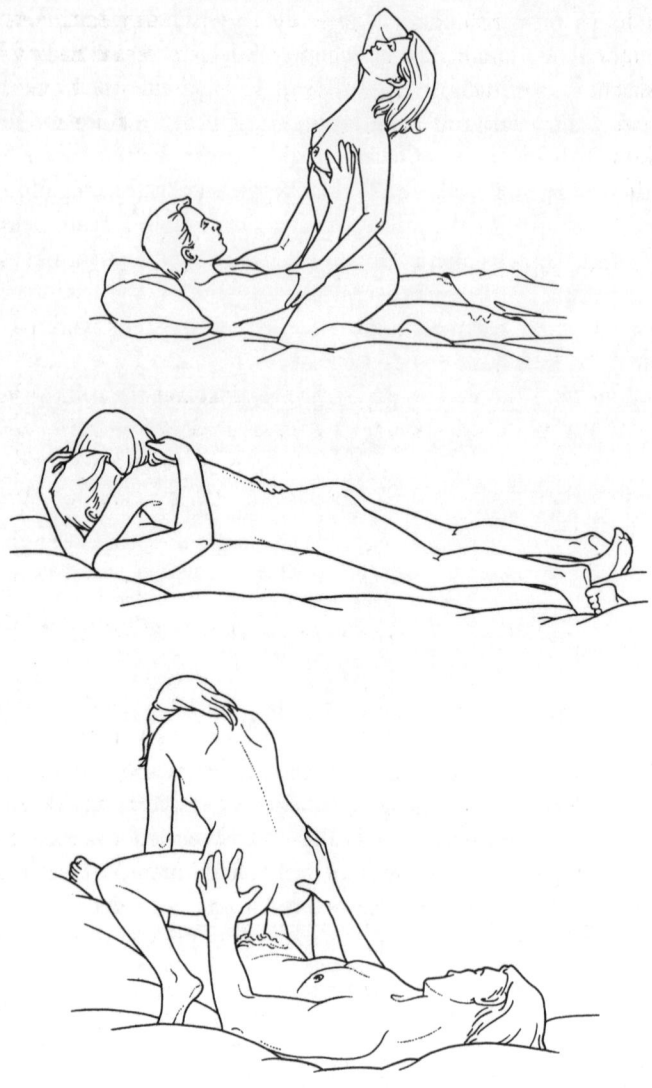

Die Frau oben

lem für die Liebhaber der weiblichen Brust, die dabei wunderbar die Bewegung des Busens ihrer Partnerin beobachten können. Vom »Arbeitsaufwand« aus betrachtet, muss der Mann nicht viel tun, sondern kann einfach nur zuschauen, wie seine Partnerin genau das macht, was ihr – und ihm – Lust bereitet.

Die mittlere Abbildung auf Seite 128 zeigt eine tolle Stellung, wenn der Mann sehr viel größer ist als seine Partnerin und beide möglichst viel körperliche Nähe erleben möchten. In dieser Position kann der Mann sogar seine Bauchmuskulatur trainieren, indem er nach oben drückt und dabei seine Partnerin anhebt. Das Ergebnis dieser Variationen kann eine schnellere Erregung sein, wie manche Männer sagen. Es ist bekannt, dass Muskelanspannung das orgasmische Empfinden des Mannes unterstützt. Beachten Sie die Stellung ihrer Füße auf den seinen, das erleichtert die Stoßbewegungen.

Eine Alternative zu dieser Position ist der »chinesische Stil«, wie in der Zeichnung unten auf Seite 128 illustriert, bei der der Mann nicht nur von hinten beobachten kann, wie er in sie eindringt, sondern auch ihren Po betrachten kann.

Der Mann oben

Diese Position wird traditionell als »Missionarsstellung« bezeichnet. Eingeborene in der Südsee beobachteten diese für sie neue Stellung bei den christlichen Missionaren und gaben ihr den entsprechenden Namen. Die Berechenbarkeit dieser Position ermöglicht es dem Mann, sich seinem Orgasmus auf natürliche und gewohnte Weise ganz entspannt hinzugeben. Unabhängig davon, ob dies die übliche Stellung für Sie ist, ist sie eine der beliebtesten bei den Frauen, da sie sich dabei von ihrem Partner sicher umschlossen fühlen. Ich höre sehr oft von Frauen, dass sie dabei »ein Gefühl von Sicherheit erleben«, während Männer sie als besonders männlich beschreiben.

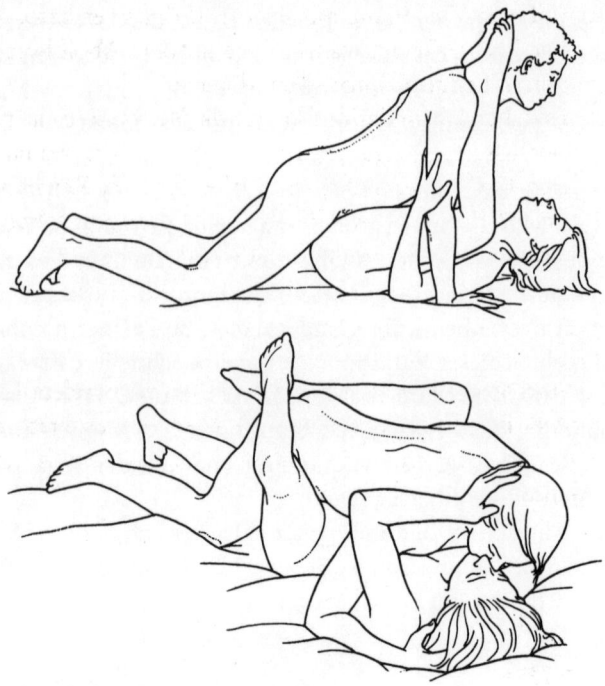

Der Mann oben

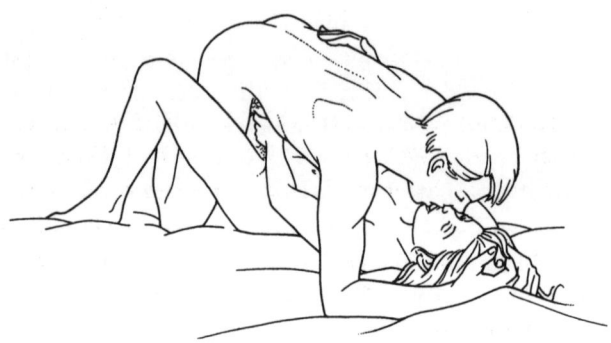

Florentiner Methode

In der oberen Zeichnung auf Seite 130 dringt er besonders tief in seine Partnerin ein, während die mittlere Abbildung die Penetration mit engem Klitoriskontakt zeigt.

Für zusätzliche Stimulation könnte die Partnerin es mit der Florentiner Methode versuchen. Sie hält dazu die Penishaut am unteren Ende des Schafts sanft, aber fest mit Zeigefinger und Daumen, die einen Ring bilden. Es ist eine sehr lohnende Technik, um seine Empfindungen zu intensivieren.

Nebeneinander

Es hat seinen guten Grund, warum die unten abgebildete »Löffelposition« bei vielen Paaren so beliebt ist. Sie beschert nicht nur eine starke emotionale Verbundenheit, sondern ist auch sehr erholsam.

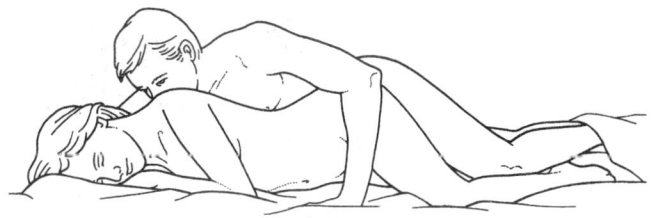

Sie kann jedoch auch sportlicher sein, wie die Illustrationen auf S. 132 zeigen, wenn Sie Lust dazu haben. Anschließend können Sie wieder eine entspanntere Position einnehmen. Wenn Sie bei einer sexuellen Begegnung schon verschiedene Stellungen ausprobiert haben und mit dieser Stellung enden, können Sie beide nach dem Orgasmus liegen bleiben und eng umschlungen zusammen einschlafen.

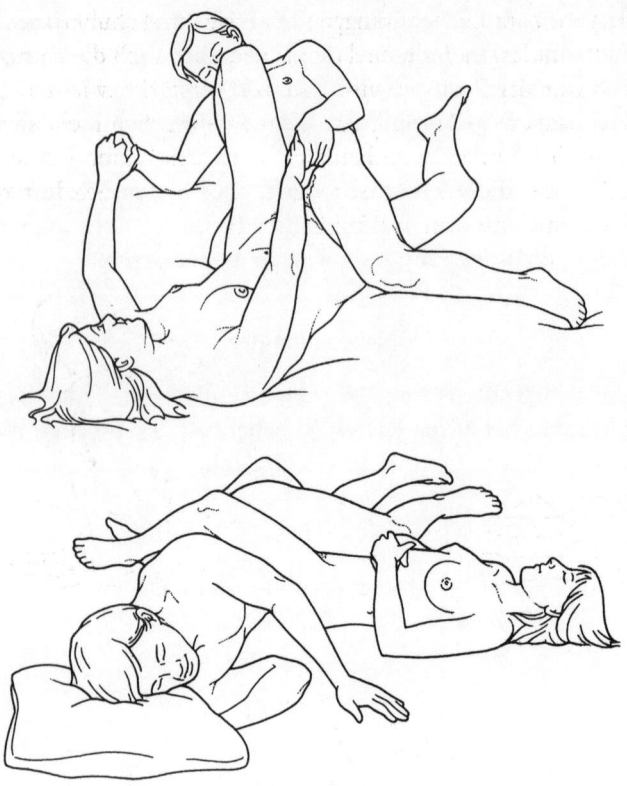

Nebeneinander

Von hinten

Männer, die Sex »von hinten« lieben, sagen, dass sie es genießen, die Partnerin mit den Oberschenkeln und dem Bauch zu fühlen. Für beide kann das erotische Erlebnis in der Stellung, die auf der gegenüberliegenden Seite oben abgebildet ist, noch erhöht werden, indem Sie einen Spiegel vor sich aufstellen. Dieser optische Trick kann das Feuer der Leidenschaft noch mehr zum Lodern bringen. Wenn sie ihre Schultern senkt, ist die Stimulation der Eichel intensiver, aber auch die animalische Natur der Position wird dadurch verstärkt, wie manche Männer sagen: »Ich weiß, dass ich das eigentlich nicht sagen soll, aber ich bumse sie unheimlich gerne von hinten.« Andere Männer, die diese Position mögen, finden den Sexduft der weiblichen Genitalien unglaublich erregend.

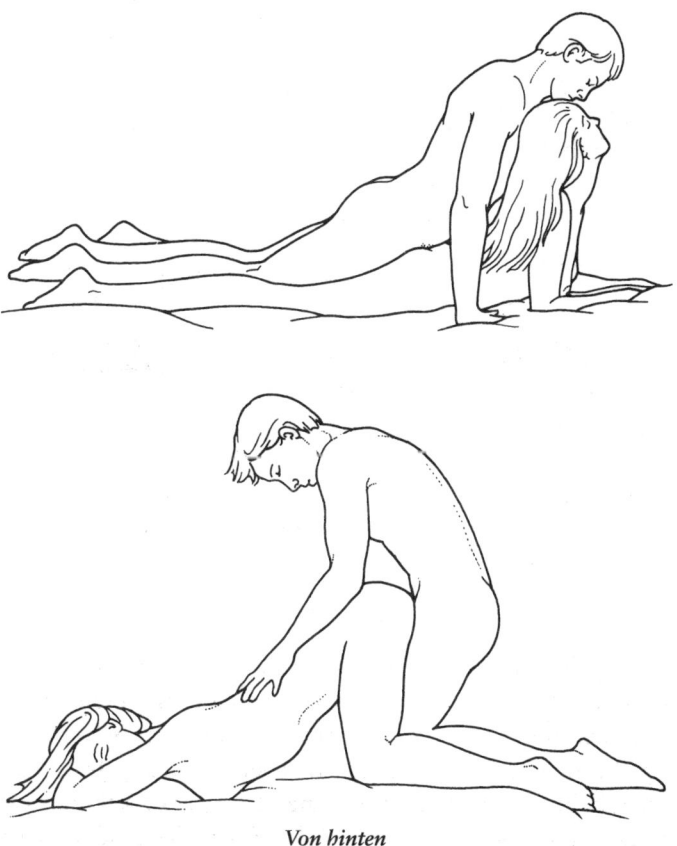

Von hinten

Stehen, sitzen, knien

Paare setzen Variationen im Stehen, Sitzen oder Knien oft als Ausgangspunkt oder Übergang ein. Sie sind gut geeignet, um den Impuls zu ändern (was beim Sex immer eine gute Idee ist), speziell, wenn Sie viel Zeit für das Liebesspiel haben und gerne variieren. Wenn Sie auf einem Stuhl oder Kissen sitzen, können

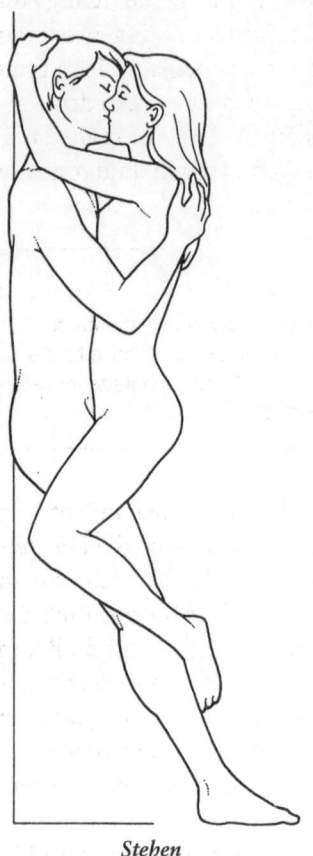

Sie als Paar so leise oder laut sein, wie Sie es mögen. Wie wir jedoch unten in der Abbildung sehen, sind diese Stellungen meistens nur schwer lange genug zu halten, bis es zum Orgasmus kommt, selbst wenn die Partner sehr sportlich sind. Folgen Sie

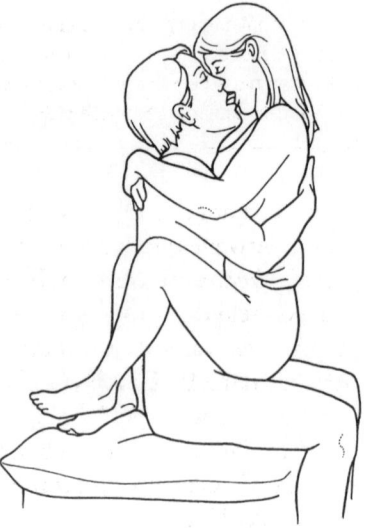

Stehen   *Sitzen*

also dem Rat der Männerzeitschriften und trainieren Sie die wichtigen Muskeln, indem Sie Ihre Partnerin in einer stehenden oder hockenden Position halten.

Manuelle Techniken für den Penis-Orgasmus

Die manuelle Stimulation des Penis verdient eine ausführliche Behandlung, denn wenn Ihre Partnerin ihre Hände richtig einsetzt, um Sie zu erregen und zum Orgasmus zu bringen, ist dies für Sie beide lustvoll – echter Spaß im Doppelpack! Eine Frau berichtete: »Ich habe das Gefühl, dass ich ihn so um den Verstand bringen kann.« Und eine andere meinte: »Er sagte dazu: ›Wenn ich wieder zu Bewusstsein komme, musst du mir genau erklären, was du da gerade gemacht hast.‹«

Geheimtipp aus Lous Archiv

Der männliche Orgasmus dauert durchschnittlich etwa zehn bis fünfzehn Sekunden. Die Länge des weiblichen Orgasmus kann zehn Sekunden bis eine Minute betragen, wobei die Durchschnittsdauer bei neunzehn bis achtundzwanzig Sekunden liegt.

Die erste manuelle Technik, die ich hier vorstellen möchte, ist die mittlerweile berühmte »Ode an Bryan«. Wenn Sie *Die perfekte Liebhaberin* gelesen haben, erinnern Sie sich vielleicht an meinen Freund Bryan, der mir mit Hilfe eines Kaffeelöffels demonstrierte, was sich für Männer besonders gut anfühlt. Bryan benutzte damals einfach einen Löffel, weil er sonst nichts anderes zur Hand hatte. Es gibt jedoch geeignetere Objekte, an denen Sie Ihre Fähigkeiten üben können. In den Seminaren verwenden wir dazu einen naturgetreuen Dildo mit einem Saugnapf an der Unterseiten.

Für Ihre Zwecke können Sie aber auch das Original (d.h.

seinen Penis) verwenden, oder an einer Salatgurke üben. Manche Frauen haben es mit Bananen probiert, aber das Ergebnis war enttäuschend – Bananen sind einfach nicht fest genug. Die folgenden Anweisungen sind für Frauen gedacht, damit sie sie bei ihrem Partner anwenden können.

Ode an Bryan und Penis-Samba

Schritt 1. Tragen Sie ein Gleitmittel Ihrer Wahl großzügig mit beiden Händen auf. Es ist eine gute Idee, es vorher durch leichtes Zusammenreiben der Hände zu erwärmen.

Schritt 2. Strecken Sie Ihre Hände vor sich aus, wobei die Handflächen nach außen zeigen und sich die Daumen unten befinden. Die Daumen liegen an den Zeigefingern an und *nicht* wie kleine Stacheln nach unten. Mit einer Hand (es ist egal, welche) umfassen Sie vorsichtig, aber fest den unteren Bereich des Penis. Sie sollten dabei Ihren Handrücken und vier Finger sehen. Ihr Handgelenk sollte nach vorne in Richtung seines Körpers gerichtet sein. Bringen Sie die andere Hand so in Position, dass sie aktiv werden kann, sobald die Aktion der ersten Hand beendet ist (sie kann dazu auf seinem Oberschenkel oder seinen Hoden ruhen). Wenn Sie einen »Zyklus« abgeschlossen haben, werden beide Hände eine fortgesetzte Bewegung durchführen, sodass Sie sich keine Gedanken machen müssen,

Schritt 3

Ode an Bryan

was Sie mit der jeweils untätigen Hand anfangen sollte – sie wird nämlich nicht untätig sein.

Schritt 3. Streichen Sie mit einer fortgesetzten Bewegung mit der Hand den Penisschaft hinauf.

Schritt 4. Wenn Sie die Eichel erreichen, drehen Sie die Hand leicht, als wollten Sie bei einer Flasche den Deckel abschrauben. Drehen Sie aber *erst*, wenn Sie die Eichel erreicht haben. Bryans Kommentar lautete: »*Die Drehung ist das Wichtigste und darf nur oben durchgeführt werden.*«

Schritt 5. Halten Sie möglichst viel Kontakt zwischen der Eichel und Ihrer Handfläche, und drehen Sie Ihre Hand über die Penisspitze, als wollten Sie sie mit der ganzen Handfläche formen.

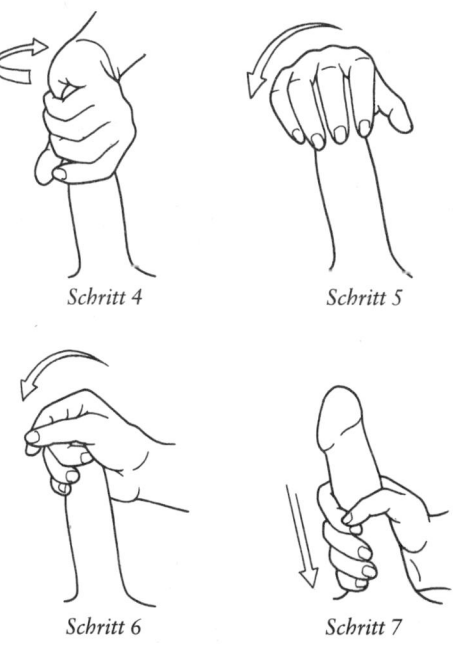

Schritt 4   Schritt 5

Schritt 6   Schritt 7

Ode an Bryan

Schritt 6. Auf Grund der Drehung zeigt Ihr Daumen jetzt in Ihre Richtung und der Handrücken in seine. Gleiten Sie fest den Schaft wieder hinunter in die Ausgangsposition und bringen Sie sofort die zweite Hand in die Ausgangsposition über der Hand, die gerade fertig geworden ist. Der nahtlose Übergang ist wichtig, damit die Erregung nicht mittendrin abbricht. Sie werden diesen Bewegungsablauf sehr schnell beherrschen.

Schritt 7. Führen Sie die Schritte 2 bis 6 sofort mit der anderen Hand durch. Wechseln Sie die Hände immer ab, bis ...

Beim *Penis-Samba* handelt es sich um eine sehr schnelle *Ode an Bryan*, die jedoch *nur* im *oberen* Bereich ausgeführt wird. Sie werden feststellen, dass diese Technik ihren ganz eigenen Rhythmus hat. Sie bilden mit Zeigefinger und Daumen der einen Hand knapp unterhalb der Penisspitze einen Kreis, sodass ein kleiner Rettungsring entsteht. So können Sie die gesamte Reizung in den oberen Zentimetern seines Penis konzentrieren, wobei es sich bei den meisten Männern um den empfindsamsten Bereich handelt. Mit der anderen Hand gleiten Sie in einer kreisförmigen Bewegung über die Penisspitze (stellen Sie sich vor, Sie haben Creme auf der Handfläche, die sie gleichzeitig auf der Penisspitze verteilen wollen). Wenn Sie damit fertig sind, wechseln Sie die Hände und wiederholen die Bewegung mit der anderen Hand.

Korbflechterei

Die Korbflechterei ist eine weitere Lieblingstechnik in meinen Seminaren. Sie bewirkt nicht nur für sich Wunder, sondern macht die »Perlenkette« (Seite 200) zum »Bombenhit«.

Schritt 1. Tragen Sie ein Gleitmittel großzügig mit beiden Händen auf.

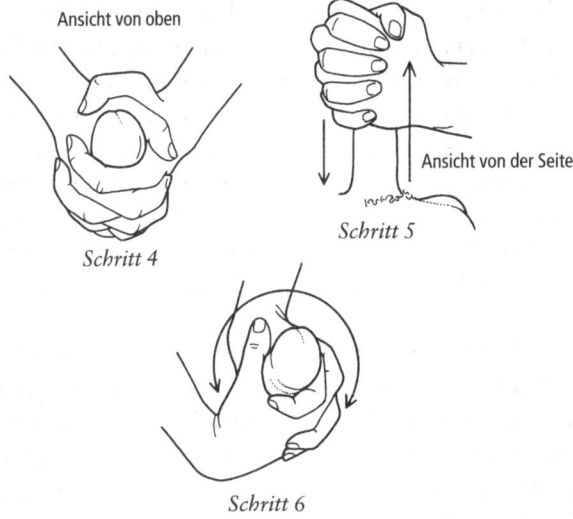

Ansicht von oben

Ansicht von der Seite

Schritt 5

Schritt 4

Schritt 6

Korbflechterei

Schritt 2. Falten Sie die Hände und verschränken Sie dabei die Finger.

Schritt 3. Lockern Sie die Daumen, sodass eine Öffnung entsteht.

Schritt 4. Senken Sie die gefalteten Hände auf seinen Penis. Sie sollten ihn eng umfassen – ähnlich wie eine Scheide. Im Grunde schaffen Sie einen Scheidenersatz.

Schritt 5. Bewegen Sie die geschlossenen Hände den Schaft hinauf und hinunter, wobei Sie den festen, aber vorsichtigen Griff beibehalten.

Schritt 6. Drehen Sie die gefalteten Hände langsam, während sie den Schaft hinauf- und hinuntergleiten. Das Ganze erinnert ein wenig an die Drehungen in einer Waschmaschine. Gehen Sie dabei jedoch vorsichtig vor – bitte keine hektische Vor- und Zurückbewegung.

Orale Techniken für den Penis-Orgasmus

Männer lieben es einfach, beim oralen Sex zum Orgasmus zu kommen! Wie überbrücken wir also die Kluft zwischen diesem wirklich sehr großen Vergnügen für den Mann und der eher zögerlichen Einstellung oder der direkten Abneigung mancher Frauen, dies für ihren Partner zu tun? In all den Jahren, in denen ich meine Seminare durchführe, und mit Frauen über ihre sexuellen Erfahrungen spreche, habe ich festgestellt, dass es einen entscheidenden Unterschied zwischen den Frauen, die oralen Sex *genießen*, und jenen, denen er keinen Spaß macht, gibt. Der Unterschied besteht darin, dass Frauen, die oralen Sex mögen, wissen, dass sie etwas ganz Besonderes für ihren Partner tun *können*, und es erregt sie, das sie ihm ein so gutes Gefühl verleihen können.

Frauen, die oralen Sex nicht mögen, denken, dass sie es »tun müssen« oder »tun sollten«. Sie lehnen diese Praktik daher ab und empfinden schon die Vorstellung als unangenehm. Es verhält sich dabei wie mit jeder anderen Lebenserfahrung: Wenn die erste Erfahrung der Frau mit oralem Sex (oder irgendeiner anderen Sexform) schön ist, wird sie wahrscheinlich auch in Zukunft eine positive Einstellung dazu haben. Doch manchmal begegnen wir Partnern, die nicht besonders sanft und rücksichtsvoll sind, wenn wir etwas Neues lernen oder ausprobieren. Erst wenn wir die Reaktion eines unterstützenden und sensiblen Partners erleben, wissen wir, dass unser Können als Liebhaberin geschätzt wird, und das gibt uns das entsprechende Selbstbewusstsein. Und oft wissen Männer nicht, wie sie den Partner anleiten können, selbst wenn Sie darum bitten. Auch das ist verständlich: Wenn Sie eine Massage bekommen, konzentrieren Sie sich nicht auf die Technik des Masseurs, denn Ihre Aufgabe besteht darin, sich zu entspannen und zu fühlen. Und auch wenn Sie mit einem Liebespartner zusammen sind, besteht Ihre Aufgabe nicht darin, zu *analysieren*, was der Partner macht, sondern einfach nur zu genießen.

Frauen sind wie Pferde: Man kann sie ans Wasser führen, darf aber nicht erwarten, dass sie sofort trinken – das werden sie erst tun, wenn sie dazu bereit sind. Ich habe kürzlich von einer Website gehört, über die CDs mit verborgenen Botschaften an das Unterbewusstsein verkauft werden, die Frauen dazu bringen sollen, oralen Sex durchzuführen. Ich halte das für reinen Betrug. Statt zu versuchen, mit einer CD ihren Geist zu manipulieren, sollte der Partner ihr lieber direkt jene Aufmerksamkeit schenken, die ihre Lust darauf weckt – das bringt ihn eher zum Ziel als irgendeine CD.

Historisches und Amüsantes

Eine kürzlich unter Prostituierten durchgeführte Umfrage ergab, dass die am häufigsten verlangte Sexform Fellatio ist.

Doch es gibt eine Möglichkeit für Frauen, dieses besonders intime Vergnügen mit ihrem Partner zusammen zu genießen. Das Geheimnis besteht darin, dass sie die *Kontrolle* übernimmt. So berichtet ein Mann: »Mir wird ganz heiß, wenn ich beobachte, wie sie meinen Schwanz mit dem Mund aufnimmt. Und wenn sie dann an seinem Ende lutscht, habe ich das Gefühl, dass einhundert kleine Finger ihn streicheln – es ist fast so, als wäre ich mit drei Frauen im Bett.«

Oraler Sex macht dem Mann viel mehr Spaß, wenn er dabei nichts tun muss, aber es ist so auch viel schöner für die Frau. Ein Grund, warum Frauen nicht gerne oralen Sex durchführen, ist die Tatsache, dass sie würgen müssen, wenn der Penis in den hinteren Mundbereich gelangt. Manche Frauen haben Angst, dass sie das Sperma schlucken müssen.

Einen Mann oral zu befriedigen, ist zum großen Teil eine erlernte Fähigkeit. Was das Würgen betrifft: Mutter Natur hat uns mit diesem Reflex ausgestattet, um die Kehle zu schützen. Der Würgereflex ist also aus Sicherheitsgründen Teil der menschlichen Biologie. Machen Sie sich daher keine Gedanken, wenn Ihnen diese sexuelle Praktik nicht von Anfang an liegt.

Ring-und-Siegel-Technik

Sie ist ein tolles Mittel, um den Würgereflex in den Griff zu bekommen. Dazu legen Sie Zeigefinger und Daumen der Hand, die Sie am meisten benutzen, wie eine kleine Röhre an den Mund an. Die Finger bilden einen *Ring*, der eng am Mund anliegt, sodass Ihr Mund keinen Druck erzeugen muss. Also keine ermüdeten Lippen mehr. Und auch der Kiefer wird nicht überstrapaziert. Die am Mund anliegende Hand verlängert den Bereich möglicher Stimulation für ihn außerdem erheblich. Statt acht bis zehn Zentimeter im Mundinneren beträgt er nun fünfzehn bis zwanzig Zentimeter. Außerdem erzeugen Daumen und Finger den Druck und ermöglichen es Ihnen, den Mund zu entspannen. So können *Sie* die Geschwindigkeit und Stärke kontrollieren, mit der der Penis in Ihren Mund eindringt.

Sie können selbst entscheiden, wie weit sein Penis eindringt, und wenn es für Sie unangenehm wird, ziehen Sie ihn einfach wieder heraus. Wenn sich sein Penis in Ihrem Mund mit der Zeit weniger wie ein Fremdkörper anfühlt, können Sie ihn langsam immer mehr aufnehmen, wenn Sie dies möchten. Die Bitte, den Penis bis tief in die Kehle aufzunehmen, ist jedoch das Ergebnis vieler Pornofilme, die diesbezüglich für ihren aberwitzigen Erfindungsreichtum bekannt sind. Diese Technik ist den meisten Frauen unmöglich.

Geheimtipp aus Lous Archiv

Männer sagen, dass es die Kombination von drei Dingen ist, die das Eindringen in die Frau beim Sex zum absoluten Erlebnis machen: Die Kombination aus Wärme, Druck und Feuchtigkeit. Daran sollten Sie denken, wenn Sie oralen Sex praktizieren: Ihr Mund bietet die gewünschte Feuchtigkeit und Ihre in Ringform fest am Mund anliegende Hand kann an seinem Penis mehr Empfindungen hervorrufen als jeder andere Körperbereich. Nutzen Sie dies zu Ihrem Vorteil.

In Bezug auf oralen Sex beim Mann ist ein Punkt besonders wichtig: Er ist etwas, das Sie für *ihn* tun, nicht etwas, das er *durch* Sie für sich selbst tut.

Mundmagie

Es gibt vier Hauptkomponenten, die zusammen für tollen oralen Sex sorgen. Wie beim Tanzen machen Sie immer die leichten Schritte und variieren Ihre Bewegungen dem Takt und Ihren jeweiligen Gefühlen entsprechend.

Sie werden sehr bald feststellen, dass das Geheimnis für tollen oralen Sex darin besteht, Ihren »Rhythmus« zu finden und dass sich dieser Rhythmus wie beim Tanzen mit jedem Partner ändern kann und wird, abhängig von seinen spezifischen Vorlieben und Abneigungen.

- Sie *versiegeln* Ihren Mund mit Ihrer Hand in der *Ring*-Form. Wenn Sie möchten, können Sie auch nur den Mund einsetzen, aber Sie werden dabei schneller ermüden.
- Ihr Mund bewegt sich an seinem Penisschaft auf und ab (wobei die Zähne abgedeckt sind), um die Länge des Stimulationsbereichs für ihn zu erhöhen. Saugen Sie dabei so stark, wie es für ihn angenehm ist.

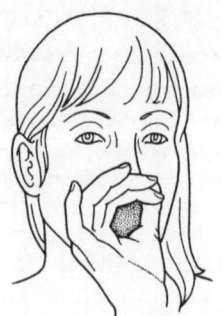

Siegel und Ring

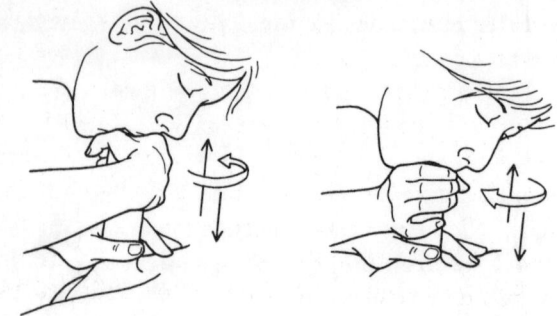

Die Bewegung den Schaft hinauf und hinunter mit Drehbewegung

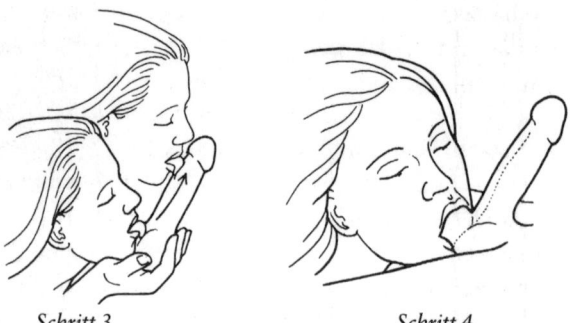

Schritt 3   *Schritt 4*

Mundmagie

- Ihre Zunge bewegt sich immer vor und zurück oder in einer kreisförmigen Bewegung über dem Bereich mit dem Vorhautbändchen, bei dem es sich um die v-förmige Einkerbung im hinteren Bereich der Penisspitze handelt. So kann er die stärker strukturierte Oberfläche Ihrer Zunge spüren.

- Ihre freie Hand stimuliert einen anderen Teil seines Körpers, wie beispielsweise die Brustwarzen, die Innenseiten der Oberschenkel, das Perineum oder den After, um das sinnliche Vergnügen für ihn zu erhöhen.

Wenn Sie an diese vier Bewegungen denken, werden Ihre oralen Sexerfahrungen immer angenehm für Sie sein. Und obwohl ich dies bereits erwähnt habe, sollte es wiederholt werden: Die Freude, die Sie erleben, wenn Sie ihm Vergnügen bereiten, ist Gold wert – das steht fest. Zu wissen, dass allein Sie in der Lage sind, ihm diese Lust zu schenken, zeigt Ihre Macht als Frau deutlicher als alles andere, was Sie sich vorstellen können. Für viele Männer ist oraler Sex eine der befriedigendsten Erfahrungen. Übrigens: Je mehr manuelle Stimulation Sie vorher bei ihm einsetzen, desto kürzer wird der orale Sex dauern.

Was das Schlucken angeht – das heißt, ob er in Ihrem Mund kommt oder nicht –, liegt die Entscheidung ganz bei Ihnen. Dieser Wunsch ist jedoch keinesfalls »abartig«. Ganz normale nette Männer haben mir schon gesagt, dass sie es besonders mögen, weil sie dann das Gefühl haben, von ihrer Partnerin voll und ganz akzeptiert zu werden. Wenn Sie sich dafür entscheiden, können Sie seine Empfindung beim Ejakulieren (in Ihrem Mund oder außerhalb) erhöhen, indem Sie Ihre jetzt ruhenden Hände um seinen Schaft herum im Rhythmus der Ejakulation pulsieren lassen.

Vergessen Sie auch nicht, sich um die »Stiefkinder« zu kümmern. Sie wurden von einer Seminarteilnehmerin so bezeichnet, weil »sie jemand anders gehören und oft ignoriert werden«. Den Hoden gefällt es, gehalten, liebkost und mit den Händen oder dem Mund gewärmt zu werden. Lecken Sie ihn also hin und wieder am Hodensack und den Hoden. Sie machen sich Gedanken wegen der Haare? Streichen Sie vorher sanft über den Bereich, um kleine Haare zu entfernen. Und schließlich: Schauen Sie ihm in die Augen. Vielleicht können Sie ihn auch bitten, Sie zu beobachten. Es wird ihn wahnsinnig anmachen, Ihnen dabei zuzusehen.

Der Prostata- oder anale Orgasmus

Wie Sie bereits wissen, kann die Prostata – dem weiblichen G-Punkt entsprechend – extern oder intern stimuliert werden, und manchen Männern gefällt es, dabei gleichzeitig extern am After stimuliert zu werden. Die Prostata kann mit Hilfe der Finger stimuliert werden (die Partnerin sollte dazu auf jeden Fall ein Gleitmittel ohne Nonxynol-9 verwenden, da es sich dabei um ein Reizmittel handelt) oder mit einem Spielzeug, beispielsweise einem Dildo oder Analstecker, je nachdem, wie »ausgefüllt« sich der Mann fühlen möchte. In all diesen Fällen ist es erforderlich, ein Gleitmittel zu verwenden, damit es nicht zu Reizungen des empfindlichen Gewebes kommt. Denken Sie daran, dass dieser Bereich nicht von alleine feucht wird.

Orale Techniken für den Prostata- oder analen Orgasmus

Rosenblätter

Dies ist eine Technik für Frauen, die ihren Spaß am Anilingus haben. Männer, denen das Spiel am After gefällt, werden diese Technik genießen. Dabei setzt die Frau ihre Zunge an seinem

After wie ein weiches Bild-
hauerwerkzeug ein. Auch hier
rate ich dazu, gleichzeitig er-
gänzende Stimulationstechni-
ken mit einzubeziehen. Die
Lieblingstechnik einer Seminarteilnehmerin besteht darin,
seinen After mit der Zunge
zu umkreisen, während sie ihn
gleichzeitig manuell befriedigt – die Intensität der Empfindung kann zu einem sensa-
tionellen Orgasmus führen!

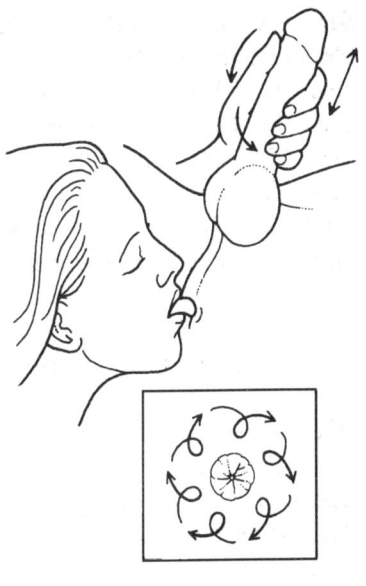

Rosenblätter

Die beste Position für Anilingus sieht folgendermaßen
aus: Der Mann befindet sich
von der Partnerin abgewandt
auf allen Vieren oder er liegt
auf dem Rücken, wobei die
Hüften von einem Kissen gestützt werden. Dadurch wird das
Becken stärker gekippt und sein Analbereich zugänglicher.
Während er sich in dieser Haltung befindet, machen Sie zuerst
eine lange Streichelbewegung mit der Zunge. Stellen Sie sich
vor, dass Sie die Kelchblätter einer Rose nachmalen, und umkreisen Sie so den Rand seines Afters. Das für ihn so erregende
Gefühl entsteht durch die Einbeziehung der manuellen Stimulation, während sich Ihr heißer, feuchter Mund an seinem After
befindet. Dies lässt sich auf zweierlei Art und Weise bewerk-
stelligen: (1) Greifen Sie mit der Hand an seinem Oberschenkel
vorbei nach seinem Penis und führen Sie eine leicht ziehende
Bewegung in Richtung Penisspitze aus. (2) Fassen Sie zwischen
seinen Beinen durch seinen Penis und streicheln Sie ihn mit einer nach vorne gerichteten, sanften Drehbewegung.

Historisches und Amüsantes

Der anale Geschlechtsverkehr ist die auf präkolumbianischen Kunst-
werken am häufigsten dargestellte Sexualpraktik.

Das Analspiel kann Ihr Sexualrepertoire um eine neue Dimension erweitern, aber Sie sollten sich nicht unter Druck gesetzt
fühlen, wenn es Ihnen unangenehm ist. Sprechen Sie miteinander darüber, um festzustellen, ob Sie beide daran Interesse haben, auf diese ganz natürliche Art und Weise zu experimentieren.

Der Fantasie-Orgasmus

In den acht Jahren, in denen ich meine Seminare veranstalte,
habe ich nur einen Mann getroffen, der ohne jegliche körperliche Stimulation zum Orgasmus kommen kann. Er sagt, es hat
allein mit Willen und mentaler Kontrolle zu tun. Egal, ob man
durch erotische Fantasien allein oder durch Vorstellungskraft
nebst Stimulation zum Orgasmus kommt, ist dies ein Bereich,
der unendliche Variationen bietet. Oft sind solche Fantasien in
Erfahrungen verwurzelt, die der Mann in seiner Jugend gemacht hat – sei es die kühle Plastikschürze des Kindermäd-
chens, das den Jungen beim Baden gehalten hat, die zu seiner
Vorliebe für Latex geführt hat, oder die Erregung, die er ver-
spürte, wenn er die Silhouette der Nachbarin durch das Schlaf-
zimmerfenster beobachtete.

Die Fantasie hat eine seltsame sexuelle Macht. Sie lässt sich
auch durch erotische Geschichten, Zeitschriften, Videos oder
den Austausch von Fantasien mit der Partnerin angeregen. Es
ist alles eine Frage des Geschmacks und des Wissens, wodurch
Sie beide erregt werden. Ich rate jedoch davon ab, solche eroti-

schen Quellen zu benutzen, wenn sich einer der Partner dabei nicht wohl fühlt.

Der Brustwarzen-Orgasmus

Ich kenne zwar nur einen Mann, der allein durch die Stimulation seiner Brustwarzen kommen kann, aber ich nehme an, dass es noch andere gibt. Der Mann, mit dem ich gesprochen habe, erklärte, dass eine Frau nur an seinen Brustwarzen lecken, saugen oder knabbern muss, damit er in die Stratosphäre abhebt! »Es ist schon fast illegal, wie gut sich das anfühlt«, sagte er. Sie sollten also nicht übersehen, dass eine ziemlich große Anzahl Männer durch manuelle oder orale Stimulation dieser erogenen Zone erregt werden. Sie können seine Brustwarzen mit der Zunge, den Zähnen, den Händen und Fingern oder mit Spielzeug wie Brustwarzenklammern und Saugnäpfen stimulieren. Natürlich gibt es andere Männer, die dies überhaupt nicht mögen. Wie immer ist es am besten, dies vorher mit dem Partner abzuklären.

Solo-Sex

Obwohl es Männern im Allgemeinen leichter fällt, die Masturbation zu akzeptieren, existiert dennoch eine gewisse Scham oder Geheimnistuerei hinsichtlich des männlichen Bedürfnisses, sich selbst zu befriedigen. Viele Männer sagen, dass sie sich gerne selbst »einen runterholen«, auch wenn sie ein erfülltes Sexleben mit ihrer Partnerin führen. Das hat sicher damit zu tun, dass der Mann dabei nicht die Gefühle einer Partnerin beachten muss; ein anderer erklärte, dass es »wie ein Drang ist ... und ich will es schnell machen«.

Nach meinen Erfahrungen aus den Seminaren besteht eine der besten (und wirkungsvollsten) Methoden für Männer und Frauen, leicht zum Orgasmus zu kommen, in der Masturbation, denn auf diese Weise haben die meisten ihren ersten Orgasmus erlebt. Dieser Nervenpfad ist also bereits eingerichtet und der Körper weiß, was er erwarten kann. Eine der einfachsten Möglichkeiten, die Partnerin anzuleiten, ist deshalb, ihr zu zeigen, wie Sie es selbst machen. Ich weiß allerdings, dass sich einige Männer bei der Vorstellung, vor der Partnerin zu masturbieren, nicht wohl fühlen. Ich möchte noch einmal betonen, dass sich niemand zu etwas verpflichtet fühlen sollte, was er nicht möchte.

In seinem Buch *The New Male Sexuality* erklärt Dr. Bernie Zilbergeld, dass es drei sehr positive Gründe für das Masturbieren gibt:

- Die Selbstbefriedigung ist eine ausgezeichnete Möglichkeit herauszufinden, wie man berührt und stimuliert werden möchte, und zwar nicht nur an den Genitalien, sondern auch an anderen Körperteilen. Diese Informationen können dann an die Partnerin weitergegeben werden, was zu einer Verbesserung des gemeinsamen Sexlebens beiträgt.
- Selbst wenn Sie den Sex mit einem Partner für die beste Möglichkeit halten, Ihre erotischen Bedürfnisse zu befriedigen, kann es Zeiten geben, wenn Sie keine Partnerin haben oder wenn Ihre Partnerin wegen Krankheit, Müdigkeit oder aus irgendeinem anderen Grund nicht zur Verfügung steht. Warum sollte man sich in diesem Fall nicht selbst helfen?
- Die Masturbation kann auch dazu beitragen, sexuelle Probleme wie Erektionsschwierigkeiten oder die schnelle oder vorzeitige Ejakulation zu überwinden. (In Kapitel sieben gehe ich darauf noch genauer ein.)

Dr. Zilbergeld weist auch darauf hin, dass Masturbation nur dann negativ einzustufen ist, wenn der Betroffene sich nur noch selbst befriedigt und dies als Ersatz für den Sex mit seiner Partnerin sieht. Dies wäre mit Sicherheit nicht gut für die Beziehung und ich bin mir sicher, dass sich die betroffene Partnerin überflüssig oder unattraktiv fühlen würde.

Hier finden Sie einige Techniken, die die Lust beim Masturbieren steigern:

• Umhüllen Sie die Hoden mit einem Seidenschal, während Sie sich berühren. Dies führt zu neuen und aufregenden taktilen Empfindungen und kann Ihre Empfindsamkeit gegenüber Berührungen erhöhen.
• Wenn es Ihrer Partnerin angenehm ist, könnte sie Ihre Hoden oder den Penisschaft halten und sich an Sie schmiegen, während Sie sich selbst befriedigen.
• Benutzen Sie ein Gleitmittel, das für einen fließenden Bewegungsablauf sorgt, wenn Sie sich selbst liebkosen.

Die in diesem Kapitel beschriebenen Techniken und verschiedenen Orgasmustypen sollen Interesse und Neugier erwecken, aber niemanden unter Druck setzen, etwas zu tun, was er nicht mag. Wir kennen zwar alle unsere eigenen »Abkürzungen« zum Orgasmus, doch die vorgeschlagenen Alternativen können unseren Horizont erweitern. Die Hauptsache ist aber, dass Sie Sex genießen!

7. Kapitel

Die sexuelle Gesundheit

»Die Aufrechterhaltung der sexuellen Gesundheit
ist ein lebenslanger Prozess.«
Dr. Richard Milsten

Geben Sie Acht auf Ihren Körper

Wenn mit unserem Körper alles in Ordnung ist, funktioniert auch alles im Leben gut, unser Sexualleben eingeschlossen. Wir brummen wie ein perfekt eingestellter Motor. Doch wenn nur ein Zylinder fehlzündet, sind wir völlig daneben und »laufen nicht mehr rund«. Es ist wunderbar, dass wir als Menschen über so viele verschiedene Möglichkeiten verfügen, Sex zu erleben – mental, körperlich und spirituell – doch der sexuelle Fluss kann auch auf die verschiedenste Art und Weise unterbrochen werden und fehlgeleitet werden.

In diesem Kapitel geht es darum, Ihr Wissen über medizinische Probleme zu erweitern, die sich negativ auf die Orgasmusfähigkeit auswirken könnten. Bei Frauen betrifft dies beispielsweise die Verbindung zwischen Menstruationszyklus und Libido. Frauen, die hin und wieder unter mangelndem Verlangen leiden, können hier die Gründe für das Problem mit ihrem Lustfaktor finden. Und Frauen, die keinen Orgasmus erleben können, erfahren, welche möglichen Ursachen dies hat und welche Lösungen es gibt. Körperliche Probleme, die sich auf die weibliche Sexualität auswirken, sind Trockenheit in der Scheide, eine enge Scheide, Krämpfe oder Schmerzen sowie Bakterien- oder Virusinfektionen, die zu ernsteren gesundheitlichen Beschwerden, wie Beckenentzündungen und Endometriose führen können.

Unter schmerzenden Gelenken, Hüften, Rücken, Knien und Fingern können nicht nur Frauen, sondern auch Männer leiden. Solche Gelenkprobleme können durch Arthritis noch verschärft werden. Eine dreiundsiebzigjährige Frau sagte mir: »Mit vierzig konnte ich praktisch noch alles tun, was sich mit fünfzig und sechzig leider langsam änderte. Mit dreiundsiebzig würde ich einige Dinge gerne wieder ausprobieren, aber ich bin einfach nicht mehr so beweglich. Meine Knie und Hüften spielen nicht mit, sodass ich kreativ werden muss.«

Historisches und Amüsantes

In New Ireland hatten Mann und Frau keinen Geschlechtsverkehr, wenn ihr Schwein schwanger war, und warteten damit auch noch einen Monat lang, nachdem es geferkelt hatte.

Bei Männern drehen sich viele körperliche Probleme um den Penis, wobei die Angst vor vorzeitiger Ejakulation und Impotenz oder die Unfähigkeit, eine Erektion zu halten, die fest genug für die Penetration ist, eine besondere Rolle spielen. Ich spreche aber auch andere medizinische Probleme an, die sich auf die sexuelle Funktion auswirken.

Wie Sie wahrscheinlich wissen, wirken sich Medikamente gegen hohen Blutdruck, Diabetes, Depressionen oder Angstzustände sowie gegen Herzerkrankungen auf das Verlangen (die Libido) und die physiologische Funktionsfähigkeit aus.

Der erste Schritt besteht also darin, dass man sich dieser unerwünschten Nebenwirkungen bewusst wird. Der zweite Schritt ist das Gespräch mit dem Arzt, um zu prüfen, ob es Alternativen gibt, die sich nicht so negativ auf die sexuelle Funktion auswirken. Außerdem finden Sie hier einige Vorschläge, mit denen Probleme vermieden werden können.

Historisches und Amüsantes

Ich stimme mit Dr. Gloria Brame überein, die schreibt: »Vielleicht bedeuten viele »Störungen« nicht grundsätzlich mangelndes Interesse an Sex, sondern bloß mangelndes Interesse an der Art von Sex, die als gesellschaftliche Norm gilt.«

Was heißt hier »Dysfunktion«?

Was mir im Zusammenhang mit der sexuellen Funkton wirklich missfällt, ist die Tatsache, wie schnell die Medien und die Mediziner voreilige Schlüsse ziehen und ein Problem mit dem Orgasmus gleich als »Dysfunktion« bezeichnen. Diese Bezeichnung als solche hält viele Frauen und Männer davon ab, sich helfen zu lassen, Fragen zu stellen und kreativ nach eigenen Lösungen zu suchen. Ich glaube, wir wissen, dass das so genannte »Normale« gar nicht leicht festzulegen ist, vor allem nicht im Bereich der Sexualität. Es ist für den Betroffenen sehr unangenehm zu hören, er leide unter einer *Dysfunktion*, sodass er nur zögernd über sein Problem reden wird.

Nicht alle körperlichen Beschwerden oder Störungen sind rein physiologischer Natur, und für eine Reihe sexueller Probleme gibt es psychologische Heilmittel. So trifft es zwar zu, dass bei Frauen in den Wechseljahren ungeheure hormonelle Umstellungen vorgehen. Ich bin jedoch der Meinung, dass Frauen – speziell diejenigen, die mit den Zyklen ihres Körpers vertraut sind – durch Pubertät, Regel und Schwangerschaft an hormonelle Schwankungen gewöhnt sind. Die Betroffenen leiden in den Wechseljahren wahrscheinlich unter Trockenheit in der Scheide, was jedoch nicht automatisch mit nachlassendem sexuellem Verlangen gleichzusetzen ist. Sie müssen einfach nur ein Gleitmittel verwenden. Tatsächlich erklärten viele Frauen über vierzig, mit denen ich gearbeitet habe, genau das Gegenteil: Sie besitzen in diesem Alter viel mehr Selbstbewusstsein als früher, fühlen sich mit ihrem Körper und mit ihrem Partner wohler, sodass sie sich sogar häufiger sexuelle Befriedigung wünschen und danach fragen.

Geheimtipp aus Lous Archiv

Hergehört, meine Herren! Die Wechseljahre signalisieren nicht das Ende des weiblichen Interesses an Sex und sexueller Befriedigung.

Die häufigste Informationsquelle über hormonelle Veränderungen sind Frauen, die dasselbe bereits erleben. Es ist daher verständlich, dass Männer in diesem Bereich nicht so gut Bescheid wissen. Wir erleben jetzt die erste Generation von Frauen, die die weibliche Sexualität nach den Wechseljahren öffentlich neu definiert.

Ähnliches trifft auf die Männer zu. Junge Männer sind bekannt dafür, dass sie mehr als einmal pro Tag Sex haben können. Bevor sie die Dreißig überschreiten, könnte man das Gefühl haben, dass ihr Testosteronspiegel auf Hochtouren läuft, und zu einer Art instinktiver Hektik führt, mit der sie ihr Sperma möglichst häufig loszuwerden versuchen. Doch wenn sie die Dreißig überschritten haben, beruhigt sich dies ganz natürlich, und Männer über Fünfzig sind in dieser Beziehung sehr viel ausgeglichener – ihr Verlangen befindet sich mit ihren Emotionen mehr im Gleichgewicht. Dies ist ein ganz normaler Prozess und nicht Anzeichen einer »Dysfunktion«.

Die folgende Liste umfasst die normalen Veränderungen der sexuellen Funktion bei älteren Männern:

1. Es dauert länger, eine Erektion zu bekommen.
2. Die Dauer der Ejakulation nimmt von vier bis acht Sekunden auf ca. drei Sekunden ab.
3. Die Menge des Ejakulats reduziert sich von etwa einem Teelöffel auf weniger als die Hälfte.
4. Die Kraft, mit der das Sperma ausgestoßen wird, nimmt ab, sodass es nur noch fünf bis dreißig Zentimeter weit herausgeschleudert wird, statt dreißig bis sechzig Zentimeter.
5. Die Zeitspanne zwischen Erektion und Ejakulation kann sich verlängern.
6. Nach der Ejakulation wird der Penis sehr viel schneller wieder schlaff.
7. Der zeitliche Abstand zur nächsten Erektion verlängert sich.
8. Das Gewicht der Hoden nimmt ab.
9. Die Empfindlichkeit des Penis gegenüber Berührungen nimmt ab.
10. Die Intensität des Orgasmus kann abnehmen.
11. Der Erektionswinkel kann kleiner werden.

Wie Sie sehen, haben diese normalen Veränderungen nichts mit Impotenz zu tun. Milsten erklärt dazu: »Die Erektionsfähigkeit steht in der Tat im Zusammenhang mit dem allgemeinen Gesundheitszustand des Mannes.«

Ich glaube, je mehr Männer und Frauen ihren Körper, ihr Alter und das Ausmaß ihres sexuellen Verlangens akzeptieren, desto wohler fühlen sie sich mit ihrer Sexualität. Und je wohler sie sich fühlen, desto wahrscheinlicher ist es, dass sie die absoluten Höhen der eigenen Lust erforschen und entdecken werden. Es gibt keine Regeln, keine Umfragen, kein Statistiken oder Definitionen von Lust, die *Ihren* Orgasmus definieren könnten – das können nur Sie selbst. Wenn Sie mit Ihrem Orgasmus zufrieden sind, dann haben Sie das Beste für sich erreicht. Punktum!

Geheimtipp aus Lous Archiv

Mangelndes Erektionsvermögen wird in Wirklichkeit nicht durch das Alter verursacht. Es ist ein Phänomen, das bei Krankheiten einsetzt, und da die Wahrscheinlichkeit von Krankheiten im Alter zunimmt, nimmt auch die Impotenz zu. Wenn Männer älter werden, kommt es zu bestimmten Änderungen der sexuellen Funktion.

Sind Sie manchmal lustlos?

Es scheint, als ob jede Publikation, die man zur Hand nimmt – sei es eine Zeitschrift für Männer oder Frauen –, in einem Artikel betont, dass speziell die Deutschen unter einem geringen Sexualtrieb »leiden«. In der Zeitschrift O (Oprahs Magazin) behaupteten die Herausgeber kürzlich, dass über 25 Millionen Frauen schon einmal unter geringem Sexualverlangen gelitten haben. Wenn Ihnen ein Fremder die Frage stellen würde, ob Sie viel oder wenig Lust haben, was würden Sie dann antworten? Ich glaube, dass Schwankungen beim sexuellen Verlangen völlig normal sind und relativ häufig vorkommen. Spürt man in einer neuen Beziehung nicht ein wahnsinnig sexuelles Verlangen? Fühlt man sich nicht viel leidenschaftlicher? Wenn eine Beziehung aber erst mal einige Jahre auf dem Buckel hat, ist es doch völlig normal, dass der Lustfaktor nachlässt. Wie ist es um Belastungen im Beruf, in der Familie und im persönlichen Bereich bestellt? Meinen Sie nicht auch, dass die alltäglichen Anforderungen des Lebens dafür sorgen, dass wir uns nicht immer sexuell aufgeschlossen fühlen und vor Verlangen brennen?

Die Medizin hat, angeführt von der Pharmaindustrie, damit

begonnen, geringes Verlangen als Krankheit zu definieren, die nur mit verschreibungspflichtigen (teuren) Medikamenten behandelt werden kann. Ich ziehe die Wirkung von Viagra keinesfalls in Zweifel, aber ich stelle die zu Grunde liegende Motivation der Medikamentenhersteller in Frage. Mangelnde Lust ist eine Erfahrung, die viele Frauen und Männer machen, und sie ist das Ergebnis von mehr als einem Faktor. Ich bin überzeugt, dass wir die Gründe für eine schwache Libido erkennen, wenn wir uns unseres Körpers stärker bewusst werden und seine Reaktionen mit dem in Verbindung bringen, was in unserem Leben vor sich geht.

Warum sollten wir Medikamente brauchen, um mit dem Allernatürlichsten – unserer Sexualität – Fühlung aufzunehmen?

Natürlich verneine ich nicht, dass es geringes Sexualverhalten gibt, aber ich bedaure, dass Ärzte, Berater, andere Frauen und Männer und die Medien die Betroffenen deshalb in einen Alarmzustand versetzen. Ein niedriger Lustfaktor ist keine unumstößliche Tatsache und auch kein medizinischer Zustand, der sich nicht ändern lässt. Vielmehr ist geringes Verlangen ein vorübergehender, oft subjektiver Zustand, der häufig eine Reaktion auf die vielen Belastungen in unserem Leben wie Müdigkeit oder Leistungsdruck zu Hause, in der Familie und im Beruf ist. Ich bezeichne geringes Verlangen nicht so sehr als Problem, sondern eher als Erfahrung – eine Erfahrung, die richtig erkannt und verstanden werden muss, um sich mit ihr auseinander zu setzen.

Es gibt natürlich Fälle, in denen geringes Verlangen unmittelbar auf physiologische Ursachen zurückzuführen ist, beispielsweise wenn Männer oder Frauen unter einem hormonellen Ungleichgewicht oder unter einer ernsten Krankheit leiden. Dies ist verständlich, denn Stress ist einer der größten Lustkiller und wenn wir durch eine Krankheit körperlich unter Stress stehen, macht unsere Sexualität Pause.

Wir wollen uns deshalb zuerst mit den physiologischen Problemen befassen, die sich auf das sexuelle Wohlbefinden von Frauen und Männern auswirken.

Die Frauen: Von der Anorgasmie ins Nirwana

Ich habe hier die wichtigsten medizinischen Zustände zusammengestellt, die sich auf die sexuelle Funktion bei Frauen auswirken. Die Liste ist keinesfalls vollständig, führt aber die häufigsten und ernst zu nehmenden Zustände auf. Wenn eine der dargestellten Situationen – entweder ganz oder teilweise – auf Sie zutrifft, rate ich Ihnen, sich möglichst bald mit Ihrem Arzt zu beraten.

Anorgasmie

In den Medien und populären Umfragen findet man ganz unterschiedliche Zahlen darüber, wie viele Frauen einen Orgasmus erleben oder nicht. In einer kürzlich erschienenen Studie wurde behauptet, dass 22 bis 28 Prozent der Frauen in verschiedenen Altersgruppen nicht in der Lage seien, beim Geschlechtsverkehr zum Orgasmus zu kommen. Wenn dies auf Sie zutrifft, sollten Sie wissen, dass es für Sie nicht nur *möglich* ist, einen Orgasmus zu erleben, sondern sogar sehr *wahrscheinlich*. Wie ich in Kapitel eins geschrieben habe, erklärte Kate White, leitende Redakteurin bei der Zeitschrift *Cosmopolitan*, die häufigste Frage von Leserinnen laute, wie man beim Geschlechtsverkehr zum Orgasmus kommen könne. Der Druck auf die Frauen, beim Sex in der Missionarsstellung zum Orgasmus kommen zu müssen, hat beiden Geschlechtern keinen guten Dienst erwiesen. Diese Position ist für die meisten Frauen einfach nicht der effektivste Weg, zum Orgasmus zu kommen. So funktioniert es nur in Pornofilmen, in denen sich die so genannte »Handlung« im Allgemeinen an Männer richtet, um deren Masturbationsfantasien zu stimulieren.

Glauben Sie mir. Ich habe mit unzähligen Frauen gesprochen, die glaubten, dass sie niemals einen Orgasmus erleben würden, und die schließlich ganz leicht zum Höhepunkt kamen. Einen Orgasmus zu erleben, kann sehr einfach sein: Man muss nur den eigenen Körper kennen lernen, sich entspannen und ausprobieren, was auf welche Weise stimuliert. Wenn Sie persönliche oder emotionale Probleme haben, die Ihrem sexuellen Vergnügen im Weg zu stehen scheinen, dann ist es am besten, parallel daran zu arbeiten, während Sie erlernen, wie Sie zum Orgasmus kommen können. Ich bin keine Therapeutin oder Psychologin und würde Ihnen raten, eventuell einen entsprechenden Fachmann aufzusuchen.

Eine Reihe von Frauen haben mir in privaten Sitzungen erzählt, dass sie sich nicht sicher sind, ob sie schon jemals einen Orgasmus gehabt haben. Ich glaube ihnen. Wenn Sie nicht wissen, wonach Sie suchen, erkennen Sie das Gesuchte möglicherweise nicht. Eine Frau berichtete, dass sie versucht habe, mit einem Vibrator zum Orgasmus zu kommen, dass dies jedoch nicht geklappt habe. Es stellte sich heraus, dass sie ihn zu intensiv direkt an der Klitoris eingesetzt und sich dadurch praktisch betäubt hatte. Ich fragte sie, ob sie beim Masturbieren den Atem anhalte, und sie sagte Ja. Es helfe ihr, sich zu konzentrieren. Die Lösung war einfach: Sie setzte den Vibrator nur an den äußeren Schamlippen ein und berührte den Klitorisbereich mit kurzen Auf- und Abbewegungen, wobei sie tief und gleichmäßig atmete. Später berichtete sie: »Ja, wirklich – es hat alles mit der Atmung zu tun. Warum hat mir das niemand vorher erklärt? Und die Verwendung des Vibrators an der Seite – jetzt kann ich es sogar mehrmals hintereinander machen, ohne dass ich ein taubes Gefühl bekomme!« Sie war erleichtert und unglaublich froh, als sie entdeckte, dass sie doch zum Orgasmus kommen konnte.

Viele Therapeuten empfehlen, dass jede Frau das Masturbieren erlernen sollte, damit sie weiß, was ihr gefällt, und ich habe diese Techniken in Kapitel fünf dargestellt. Wenn Sie sich damit jedoch nicht wohl fühlen oder es noch nie gemacht haben, ist es das Beste, Sie machen sich zuerst langsam mit dem eigenen Körper vertraut. Mangelnde Vertrautheit ist oft das größte Hindernis. Der einfachste Weg ist, sich nackt im Spiegel zu betrachten oder sich zu berühren und genau darauf zu achten, wie sich ein bestimmtes Körperteil bei der Berührung anfühlt. Wir Menschen sind in dieser Hinsicht ziemlich verrückt. Warum ist es in Ordnung für eine Frau, wenn der Partner sie »dort unten« berührt, aber sie selbst darf es nicht? Schließlich ist es ihr Körper.

Nachfolgend habe ich einige bewährte Techniken zusammengestellt, mit denen Sie spielerisch Ihr Körperbewusstsein erweitern und neue Möglichkeiten zur Selbststimulation entdecken können. Nicht alle Frauen tun all diese Dinge. Wählen Sie einfach das aus, was Ihnen gefällt.

- Lernen Sie zu Anfang, welche Empfindungen etwas bewirken – weich, kratzig, kühl, warm usw.
- Über mehrere Tage oder Wochen hinweg gehen Sie dann zu direkterer genitaler Stimulation über, indem Sie Ihre Hand, die Finger, den Wasserstrahl der Brause oder des Whirlpools benutzen oder einen Dildo oder Vibrator zur Hilfe nehmen. Betrachten Sie dies einfach als liebevolle Selbstverführung.

Vaginismus

Die Verengung des Scheideneingangs (das erste Drittel der Scheide) kann den Geschlechtsverkehr schmerzhaft oder sogar ganz unmöglich machen. Schmerzen tief im Becken, die durch eine Entzündung der Gebärmutter oder Eierstöcke verursacht werden, ungeschickte Positionen oder mangelnde Erregung beim Sex können die sexuelle Reaktionsfähigkeit stören. Der Vaginismus ist eine unwillkürliche Kontraktion der betroffenen Muskeln, mit denen der weibliche Körper versucht, eine Aktion zu verhindern (d.h., es ist ein Warnsignal). Auch psychologische Komponenten spielen hier eine Rolle, speziell wenn das Problem auf eine traumatische gynäkologische Untersuchung, ein negatives Selbstbild oder auf die Angst zurückgeführt werden kann, dass irgendetwas in die Scheide eindringt. Bei Frauen, die unter Vulvar vestibulitis (siehe unten) leiden, kann Vaginismus eine sekundäre Reaktion sein.

Trockenheit der Scheide

Eine außergewöhnliche oder sehr starke Trockenheit der Scheide kann auf verschiedene Dinge zurückzuführen sein: Stillen, eine kürzliche Entbindung, Antihistamika oder andere Medikamente sowie eine allgemeine Dehydrierung. Trockenheit kann auch eine Reaktion auf Verschiebungen des Hormonspiegels in den Wechseljahren oder das Dünnerwerden der Schleimhaut in der Scheide sein. In extremen Fällen bekommen Frauen sogar schmerzende trockene Risse in der Schleimhaut der Scheide. Die Lösung für dieses Problem ist recht einfach: Gleitmittel auf Wasserbasis, die sicher in der Scheide angewendet werden können. (Weitere Einzelheiten zu Gleitmitteln finden Sie in Kapitel acht).

Endometriose

Bei dieser Störung setzt sich Gewebe der Gebärmutterschleimhaut (Endometrium), das monatlich während der Periode abge-
stoßen wird, in anderen Innenorganen wie beispielsweise den
Eileitern oder Eierstöcken fest. Die Endrometriose kann extrem
schmerzhaft sein oder auch ganz ohne Symptome verlaufen.

Vulvodynia (Vulvar Vestibulitis)

Dies ist ein altes Problem mit einem neuen Namen, wie Dr. Richard Milsten erklärt. In der medizinischen Literatur wird dieser Zustand auch als »Syndrom der brennenden Vulva« bezeichnet. Vulvodynia ist das brennende Gefühl in der Scheide,
das manche Frauen vor, während oder nach sexueller Aktivität
erleben oder auch ganz unabhängig davon. Oft suchen die Betroffenen den Arzt auf und klagen über Vaginismus oder einen
lokalisierten Schmerz in der Nähe des Scheideneingangs. Sie
beschreiben ihn als »heißen Punkt«, der bei Berührung einen
heftigen Schmerz hervorruft (»wie ein Schnitt mit Papier«). Es
können auch mehrere Punkte sein. Die schwierige Diagnose
von Vulvodynia hat bei Gynäkologen und Patientinnen jahrelang für viel Verwirrung und Frustration gesorgt.

Harnwegsinfektionen

Harnwegsinfektionen kommen bei Frauen aller Altersgruppen
sehr häufig vor und können durch viele Faktoren einschließlich
Sex, den Wechsel der im Genitalbereich verwendeten Seife und/
oder Scheidenduschen verursacht werden. Obwohl sich Harnwegsinfektionen mit einem Antibiotikum oder homöopathischen
Heilmitteln sehr gut behandeln lassen, führen sie zu Schmerzen
beim Geschlechtsverkehr oder Unlust. Die allgemeinen Sym-

ptome für Harnwegsinfektionen sind Schmerzen und Brennen beim Wasserlassen und während des Geschlechtsverkehrs.

Hefeinfektionen (Candida Albicans)

Eine Hefeinfektion der Frau wirkt sich nicht unbedingt auf die sexuelle Funktion aus, aber sie führt dazu, dass die Betroffenen sich »dort unten« nicht wohl fühlen, was das Verlangen nach Sex natürlich bremst. Das häufigste Symptom für eine *Hefeinfektion* ist stärkerer Ausfluss als normal, der dick und klebrig ist und manchmal von einem intensiven, unangenehmen Geruch begleitet wird, sowie von Jucken und Brennen. Es gibt schon gute Medikamente, die nicht verschreibungspflichtig sind und Hefeinfektionen schnell und ohne schädliche Nebenwirkungen bekämpfen; Ihr Arzt kann Ihnen auch ein stärkeres Mittel mit höherer Dosierung verschreiben, aber Sie sollten vorher sicherstellen, dass Sie tatsächlich eine Hefeinfektion haben und nicht etwas anderes, beispielsweise eine bakterielle Vaginose.

Blasenentzündung

Blaseninfektionen sind im Allgemeinen von verstärktem Harndrang und/oder einem Brennen beim Wasserlassen begleitet. Ein altes Hausmittel, das bei vielen Frauen hilft, ist Preiselbeersaft, der in großen Mengen getrunken wird. Seine Mischung aus starken Säuren macht es den Bakterien, die die Infektion verursachen, offenbar unmöglich, an der Blasenwand haften zu bleiben. Preiselbeersaft funktioniert leider nur bei einigen, aber nicht bei allen Organismen, die eine Infektion verursachen können. Wenn die Symptome also nicht weggehen, sollten Sie sich von Ihrem Arzt behandeln lassen.

Bakterielle Vaginose

Diese sehr häufige Infektion verursacht oft einen starken »Fischgeruch«, den manche Frauen bei ihren Scheidenabsonderungen feststellen. Die meisten Frauen wissen nicht, dass sie unter einer bakteriellen Vaginose leiden, bis sie den Geruch bemerken, was oft erst dann der Fall ist, wenn sie ungeschützten Sex mit einem Mann haben. In diesem Fall kommen die Scheidenabsonderungen in Kontakt mit seinem Samen, eine Aminogruppe (eine stickstoffhaltige organische Verbindung) wird freigesetzt und der Fischgeruch entsteht. Die Infektion lässt sich leicht diagnostizieren und wird mit antibakteriellen Medikamenten behandelt. Wenn die bakterielle Vaginose nicht behandelt wird, kann es zu Komplikationen und einem erhöhten Risiko von Beckenentzündungen kommen. Bei Schwangerschaften wird die Erkrankung mit Frühgeburten und einem niedrigen Geburtsgewicht des Säuglings in Zusammenhang gebracht. Obwohl die bakterielle Vaginose das Verlangen an sich nicht hemmt, kann sie auf Grund des starken Geruchs, den sie begleitet, die Lust nehmen.

Geheimtipp aus Lous Archiv

Auch wenn Männer das Problem vielleicht nicht unter Bezeichnung »bakterielle Vaginose« kennen, überprüfen viele mit einem Schnüffeltest, ob es ungefährlich ist, sich bei einer Frau den unteren Gefilden zuzuwenden.

Die Männer: Wenn »er« nicht mitspielt

Wenn Männer von Beschwerden im Bereich der Genitalien ge-
plagt werden, sprechen sie oft nicht so frei darüber wie
Frauen. Doch wenn es in diesem sensiblen Bereich der männlichen Anatomie zu Problemen kommt, will der Betroffene sie
meistens schnell loswerden. Ein Mann meinte: »Ich möchte
nicht, dass der ›kleine Mann‹ Probleme hat. Wenn mit ihm ir-
gendwas nicht in Ordnung ist, geht es mir auch nicht gut.«
Wenn es sich um Schmerzen oder eine Infektion handelt, suchen Männer gleich einen Arzt auf, denn keine der möglichen
Erkrankungen ist mit einem Stigma behaftet. Im Gegensatz zu
Frauen haben Männer selten ein Problem damit, dem Arzt zu
sagen, dass sie Sex hatten und sich dabei möglicherweise etwas
»eingefangen« haben. Symptome, die den Mann dazu bringen,
sich untersuchen zu lassen, können ein brennendes Gefühl
beim Ejakulieren sein oder Schmerzen in den Hoden oder im
Bereich der Afteröffnung während oder kurz nach der Ejakulation.

Es gibt viele Gesundheitsstörungen, die sich auf die sexuelle
Funktion bei Männern negativ auswirken können. Hier ist
eine Liste der Dinge, die *ihm* Probleme bereiten können:

Addisonsche Krankheit (Adrenalininsuffizienz)
Alkoholismus
Anämie (starke Ausprägung)
Anorexia nervosa
Chronische aktive Hepatitis
Chronisches Nierenversagen
Cushing-Syndrom
Depressionen
Drogenabhängigkeit

Ernährungsmängel

Feminisierende Tumore

Hämochromatose

Herzversagen durch Arterienverstopfung

Insuffizienz der Hirnanhangdrüse

Kallmann-Syndrom

Klinefelter-Syndrom

Männliche Wechseljahre (mit Testosteronmangel)

Medikamenteneinnahme: Antiandrogene, Antihypertensiva, Digoxin, Östrogen, Beruhigungsmittel

Multiple Sklerose

Myotonische Dystrophie

Parkinsonsche Krankheit

Schilddrüsenunterfunktion

Testosteronmangel

Tuberkulose

Tumore der Hirnanhangdrüse

Übermäßige Prolaktinabgabe (durch Medikamente oder einen Tumor induziert)

Zirrhose

(Quelle: Masters, W.H., V.E. Johnson und R.C. Kolodny, *Heterosexuality*, 1994, S. 86)

Wenn Sie oder Ihr Partner unter einer oder mehreren dieser Erkrankungen leiden, kann sich dies – nicht nur – auf die Sexualität auswirken. Sie sollten einen Arzt aufsuchen und sich behandeln lassen. Die folgenden Erkrankungen beziehen sich direkter auf die Genitalien und wirken sich daher unmittelbar auf die sexuelle Funktion aus.

Prostatitis

Die Prostatitis ist eine Entzündung der Prostasta, die durch eine Bakterieninfektion hervorgerufen wird. Sie wird oft von Fieber und Rückenschmerzen, allgemeinem Unwohlsein und einem brennenden Gefühl begleitet, das sich durch den Penis und die Harnröhre zieht. Die Infektion wird mit einem massiven Einsatz von Antibiotika behandelt.

Chronische Prostatitis

Diese eher seltene, aber ernste Erkrankung wird durch eine chronische Infektion der Prostata verursacht, die schließlich auch auf die Bläschendrüsen ausstrahlt. Wenn diese beiden Drüsen chronisch geschwollen sind, drücken sie auf die Nerven in ihrer Umgebung und führen beim Urinieren und bei sexueller Erregung zu einem »Kurzschluss«. Ein Mediziner sagte, dass dieser Zustand durch seine charakteristische Ausbreitungsform an eine Angina erinnert. Es gibt keine bestimmte Ursache für diese Infektion; Jungen, die noch nie Sex hatten, können genauso darunter leiden wie der sexuell aktive erwachsene Mann.

Impotenz oder die erektile Dysfunktion des Penis

Die Unfähigkeit, eine Erektion zu bekommen und zu halten, ist für die meisten Männer eine sehr belastende Erfahrung. Obwohl Männer aller Altersgruppen von Impotenz betroffen sein können – selbst Teenager – kommt sie häufiger bei Männern vor, die die 55 überschritten haben. Hier einige Zahlen:

• Im Alter von 55 Jahren leiden nur acht Prozent aller gesunden Männer unter Impotenz.

- Im Alter von 65 Jahren sind es 25 Prozent aller Männer.
- Mit 75 Jahren sind es 55 Prozent.
- Mit 80 Jahren erleben bis zu 75 Prozent aller Männer die Frustrationen der Impotenz.

Dr. Irwin Goldstein zufolge gibt es hauptsächlich drei physiologische Gründe, warum Männer unter erektiler Dysfunktion leiden:

1. keine Initiierung,
2. kein Füllen und
3. keine Speicherung.

Keine Initiierung bedeutet, dass bei sexueller Stimulation wichtige Nerven im Penis versagen, was durch einen geringen Hormonspiegel verursacht werden kann. Kein Füllen heißt, dass nicht genug arterielles, unter hohem Druck stehendes Blut in den Penis gelangt, um das Penisgewebe zu erweitern. Keine Speicherung bedeutet, dass der Schwellkörper nicht in der Lage ist, sich innerhalb des Fasermantels maximal zu erweitern, um das Blut im Penisgewebe zu halten.

Psychologen werden bestätigen, dass eins der ersten Organe, auf das sich Stress und Überarbeitung negativ auswirken, das zwischen den Beinen ist. Es wurden genug Forschungen unternommen, die nahe legen, dass zwischen der männlichen und weiblichen Dysfunktion eine gemeinsame molekulare und physiologische Verbindung bestehen kann. Traditionell ging man davon aus, dass die meisten Fälle sexueller Dysfunktion bei der Frau rein psychologischen Ursprungs sind. Dies galt ebenfalls für die männliche Impotenz – zumindest bis in die achtziger Jahre hinein. Heute wissen wir, dass die meisten Fälle der männlichen Dysfunktion physiologische Ursachen haben, in erster Linie eine schlechte Blutversorgung.

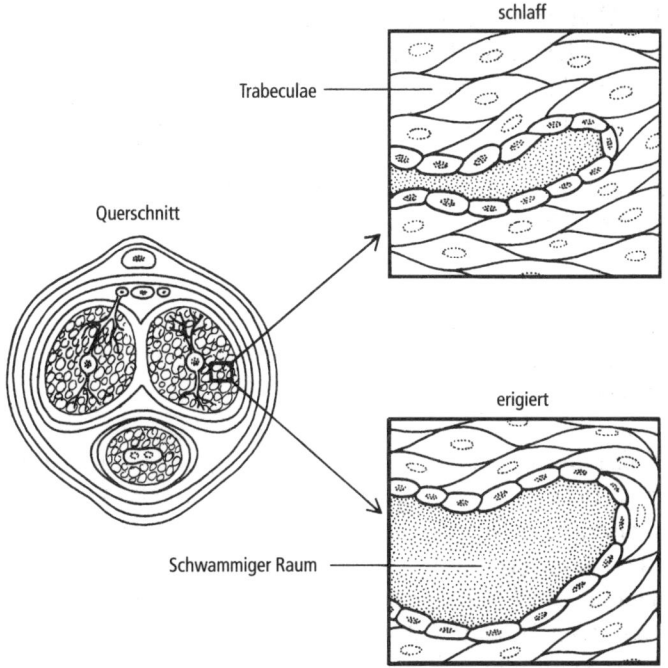

schlaff

Trabeculae

Querschnitt

erigiert

Schwammiger Raum

Blutzufuhr zum schlaffen und erigierten Penis

Es besteht auch oft ein Zusammenhang zwischen Erektions-
störungen und anderen körperlichen Beschwerden oder Erkrankungen. Wie ich bereits in Kapitel drei erwähnt habe,
hängt die Erektion vom Nervensystem des Mannes ab, das
elektrische Impulse aussendet, die dafür sorgen, dass sich die
Gefäße im Penis mit Blut füllen und das Glied erigiert. Viele
Krankheiten können bei diesen elektrischen Schaltkreisen vorü-
bergehenden oder permanenten Schaden anrichten. Männer
mit Diabetes leiden besonders unter diesem Problem; 50 bis 70
Prozent von ihnen klagen über Impotenz. Dies ist teilweise auf

Nervenschäden zurückzuführen, aber teilweise auch auf die
Störungen des Stoffwechsels.

Ein Bandscheibenvorfall, jede Operation an den Beckenorga-
nen, einschließlich Bruchoperationen, sowie Multiple Sklerose
können ebenfalls Erektionsprobleme verursachen. Das Altern
ist, wie wir bereits gesehen haben, ein natürlicher Faktor, der
sich auf die erektile Funktion auswirkt, und wie ich in dem Ab-
schnitt über Hormone noch erläutern werde, spielen auch hormonelle Veränderungen hier eine besondere Rolle.

Dr. Mantak Chia, einem taoistischen Arzt, zufolge werden
Erektionsprobleme nicht nur durch physiologische und psychologische Probleme verursacht, sondern auch durch energetische Störungen. Die Schwierigkeit, eine Erektion zu bekommen oder zu halten, sieht er als Resultat körperlicher und sexueller Erschöpfung des Mannes. In der taoistischen Einstellung
zum Sex spielen Energieströme eine besondere Rolle.

Es ist verständlich, dass Dinge, die sich positiv (z.B. Fitness-
training) oder negativ (z.B. Rauchen und Alkokholkonsum)
auf den Kreislauf auswirken, die sexuelle Funktion beeinflussen. Warum? Weil eine gute Durchblutung und ein stabiler
Kreislauf die beiden Dinge sind, die den Orgasmus pushen. Sie
sind Raucher? Dies, meine Herren, ist eine besonders effektive
Möglichkeit, die Funktion Ihres »besten Freundes« zu reduzieren. Die Mehrzahl der Blutgefäße im Penis sind winzig, und je
kleiner sie sind, desto schlechter wird die Blutversorgung in
diesem Bereich. Dr. Richard Milsten weist in diesem Zusammenhang auf Folgendes hin: »Es gibt überwältigende Beweise
dafür, dass der Tabakgenuss nicht nur die Blutversorgung des
Herzens verschlechtert, sondern auch die des Penis. Neue Daten legen nahe, dass diese Veränderungen möglicherweise irre-
versibel sind, und deshalb ist es wichtig, Schäden grundsätzlich zu vermeiden.«

Dies trifft auch auf starken Alkoholkonsum zu. In seinem

Buch *The Potent Male* erklärt Dr. Irwin Goldstein, dass »starker Alkoholgenuss mit der Zeit die sexuellen Fähigkeiten des Mannes zerstören kann. Zu viel Alkohol kann die Produktion von Testosteron in den Hoden reduzieren und auch die Leberfunktion einschränken. Da die Leber jedoch für den Hormonstoffwechsel verantwortlich ist, reicht die reduzierte Hormonmenge möglicherweise nicht für die optimale Penisfunktion aus. Starker Alkoholgenuss kann zudem das männliche Nervensystem schädigen, das für die sexuelle Funktion wesentlich ist ... Der anhaltende Gebrauch von Kokain und Marihuana kann ebenfalls zu Erektionsproblemen führen.« Diese eindringlichen Warnungen vor irgendwelchen Drogen – seien sie legal oder nicht – sollten alle Männer davon überzeugen, sie vorsichtig und nur in Maßen zu konsumieren. Änderungen des Lebensstils sind nicht einfach, aber Ihre Potenz und Ihr Sexleben sind sicher eine starke Motivation.

Männern empfehle ich zu lernen, wie sie sich stimulieren und die Stimulation aufrechterhalten können, um eine längere Erektion zu bekommen und die Ejakulation besser zu kontrollieren. Anleitungen und Tipps dazu finden sie in Kapitel acht und neun, wo es um die Verbesserung des Orgasmus und um taoistische und tantrische Techniken aus dem Fernen Osten geht.

Vorzeitige Ejakulation

Bei der vorzeitigen Ejakulation hat der Mann bereits vor dem Eindringen in die Scheide oder kurz danach einen Samenerguss. Die American Psychiatric Association definiert die vorzeitige Ejakulation als »andauernde oder wiederkehrende Ejakulation bei minimaler sexueller Stimulation vor, während oder kurz nach der Penetration, bevor der Betroffene ejakulieren möchte«. Traditionell geht man davon aus, dass psychologische Probleme die Wurzel dieses Problems sind, doch andere Stimmen meinen, dass es einfach nur ein weiterer von vielen körperlichen Unterschieden zwischen Männern ist. Auf jeden Fall ist die vorzeitige Ejakulation frustrierend für die davon betroffenen Männer und ihre Partnerinnen. So erzählte mir eine Frau: »Er war ein wirklich netter Typ, aber er kam, sobald er in mich eingedrungen war, und ich brauchte einfach länger. Jetzt ist er mit einer wunderbaren Frau verheiratet und sagte mir, dass die zeitliche Koordination, die für uns ein solches Problem war, bei den beiden hervorragend klappt.«

Die Sexualforscherin Helen Kaplan meint dazu: »Es ist nicht bekannt, wie lange der durchschnittliche Mann braucht, um zu ejakulieren. Wenn man vom natürlichen Konkurrenzdenken der Männer ausgeht und ein ganz normaler Mann liest, dass er X Zeit brauchen sollte, aber Y braucht, könnte er sich als Versager sehen, selbst wenn seine Partnerin zufrieden ist.«

Geheimtipp aus Lous Archiv

Dr. Milsten erklärt: »Erektiles Versagen kann die Folge von diesen Faktoren sein: Übermüdung, Eile, Ärger, Langeweile, Ablenkung, Zwiespältigkeit, Schuldgefühle, mangelndes Interesse oder mangelnde Erregung, zu wenig Privatsphäre, ein Übermaß an Alkohol oder Essen.«

Experten zufolge haben bis zu 40 Prozent aller Männer zu irgendeinem Zeitpunkt in ihrem Leben mal Ejakulationsprobleme. Speziell wenn der Mann jung und potent ist, kann die vorzeitige Ejakulation Angst auslösen und sich negativ auf seinen Genuss am Höhepunkt (und auf den seiner Partnerin) auswirken. Da viele Männer die Erektion und die Fähigkeit, die Ejakulation zu kontrollieren, mit Gefühlen wie Stärke, Kontrolle und Macht verbinden, fühlen sie sich oft sehr unzulänglich, wenn es zur vorzeitigen Ejakulation kommt. Wenn Männer älter werden und sich darauf einstellen, dass ihre körperlichen Funktionen etwas nachlassen, nehmen sie sich dies weniger zu Herzen.

Die Kehrseite der Medaille ist die verzögerte Ejakulation, die genauso schwer zu handhaben sein kann. Die Frau kann dabei vaginal oder oral überstrapaziert werden, und dennoch ist ihr Partner nicht in der Lage, zum Orgasmus zu kommen. In einer solchen Situation kann die Partnerin leicht das Gefühl bekommen, dass sie irgendetwas falsch macht, egal, wie sehr sie sich auch bemüht.

Geheimtipp aus Lous Archiv

Es gibt unterschiedliche Abstufungen der vorzeitigen Ejakulation – manche Männer ejakulieren bereits, wenn sie eine Frau nur sehen (nackt oder bekleidet)! Bei den meisten Männern nimmt die Ejakulationskontrolle aber mit ihrer sexuellen Erfahrung zu.

Es gibt drei verschiedene Methoden zur Behandlung der vorzeitigen Ejakulation. Bei der ersten wird eine psychologische Beratung eingesetzt, um die psychologische Dimension dieser Störung zu beleuchten. Mal ganz ehrlich: Wenn ein Mann das Gefühl hat, dass der Teil seiner Anatomie, der ihn erst zum Mann macht, außer Kontrolle ist, hat er mit Sicherheit psychologische Probleme damit.

Bei der zweiten Methode geht es um eine konkrete Verhaltensänderung. Besonders bekannt ist das »Stopp-Start«-Verfahren, mit dem der Mann erlernen kann, die Ejakulation zu kontrollieren. Er kann dies allein oder mit seiner Partnerin tun. Die in Kapitel acht erläuterten Kegel-Übungen sind ein Beispiel für dieses Verfahren.

Die dritte Methode ist der in letzter Zeit sehr populär gewordene Einsatz von pharmakologischen Medikamenten. Bei den meisten dieser Medikamente wurde quasi als »Nebenwirkung« festgestellt, dass sie sich sekundär auch auf die vorzeitige Ejakulation auswirken. Prozac beispielsweise, ein Medikament zur Behandlung von Depressionen, verzögert bei Männern die Ejakulation. Dasselbe trifft auf Anafranil zu, ein Medikament, das normalerweise zur Behandlung von zwanghaftem Verhalten eingesetzt wird.

Meiner Meinung nach sollte jeder Mann oder jedes Paar, bei dem die vorzeitige Ejakulation ein Problem ist, alle drei Methoden in Betracht ziehen, um festzustellen, welche am besten geeignet ist.

Unser Hormoncocktail
und seine sexuellen Zutaten

Hormone sind jene schwer fassbaren Körperchemikalien, die Frauen und Männer zu sexuellen Wesen machen. Sie haben vielfältige und starke Auswirkungen auf Körper und Geist. Wenn der Hormonspiegel im Körper daher nicht im Gleichgewicht ist, reagiert der Körper (oft negativ) darauf, speziell, was die sexuelle Funktion angeht. Die wichtigsten Hormone, die sich auf die männliche und weibliche Sexualität auswirken, sind Östrogen, Testosteron und Progesteron. Unten finden Sie eine Zusammenfassung der Bedeutung dieser Hormone für die sexuelle Funktion und der Folgen, wenn die Hormone nicht im Gleichgewicht sind. Dies ist keine umfassende Erläuterung der hormonellen Auswirkungen auf den Körper, vielmehr können Sie sie als Richtschnur nutzen, um den hormonellen Ursachen einer möglichen Dysfunktion bei Ihnen auf die Spur zu kommen. Wenn Sie glauben, dass eine oder mehrere dieser Situationen auf Sie zutreffen, sollten Sie Ihren Arzt aufsuchen.

Östrogen – Schlüssel zur weiblichen Vitalität

Östrogen ist wesentlich für die sexuelle Funktion der Frau. Es gibt drei Hauptöstrogene im Körper: Östron, Östriol und Östradiol. Östradiol ist das stärkte der drei. Die Hauptquelle für Östradiol bei der Frau ist das Follikel oder der Eiersack des Eierstocks. Wenn diese Follikel in den Wechseljahren erschöpft sind oder wenn die Eierstöcke operativ entfernt werden oder ihre Funktion durch Chemotherapie oder Bestrahlung zerstört wird, erleben Frauen oft einen drastischen Verlust des Verlangens und andere Veränderungen ihrer Sexualität. Um diese wichtigen Hormone zu ersetzen, können Frauen ein Gleitmittel für die Scheide sowie östrogenhaltige Vaginalcremes, Tabletten oder Hautpflaster verwenden. Eine neue Form von Ersatzöstrogen ist ein Silikonring, der einem Diaphragma ähnelt und über drei Monate jeden Tag eine kleine Menge Östrogen abgibt.

Dieser Ring kann selbst während des Geschlechtsverkehrs in der Scheide bleiben und gibt das Östrogen nur an das örtliche Gewebe ab, sodass systemische Östrogen-Blutspiegel vermieden werden. Viele Frauen, die gegenüber der Östrogeneinnahme skeptisch sind oder Östrogen aus medizinischen Gründen nicht nehmen dürfen, empfinden den Ring als Alternative zu Östrogencremes, die in der Anwendung weniger angenehm sind.

Obwohl noch immer kontroverse Diskussionen darüber geführt werden, ob Östrogen eingenommen werden sollte oder nicht, wissen die meisten Frauen, dass eine Hormontherapie sowohl Vorteile als auch Risiken hat. Es ist eine ganz individuelle Entscheidung, die jede Frau mit ihrem Arzt und anderen vertrauenswürdigen Personen diskutieren sollte.

Die Macht von Testosteron

Testosteron, das oft auch als »Lusthormon« bezeichnet wird, kann uns aufregende Gefühle bescheren. Im sexuellen Bereich steht Testosteron nicht nur mit dem Verlangen in Verbindung, sondern bei Männern und Frauen auch mit Wohlgefühl und Energie. Wenn wir nicht genug Testosteron haben, fühlen wir uns oft träge oder verlieren das Interesse am Sex.

Testosteron und die Männer

Wenn der Testosteronspiegel ausreichend hoch ist, fühlen Männer sich lebendig und vital. Sie sind auf Sex eingestellt und schnell erregt. Doch das in den Hoden produzierte Testosteron nimmt mit zunehmendem Alter langsam ab. Wenn der Spiegel zu niedrig ist, hat der Mann nicht nur eine verringerte Libido, sondern auch Erektionsprobleme. Natürlich ist dies nicht der einzige und nicht der häufigste Grund für einen Erektionsverlust, aber das Messen des Testosteronspiegels im Blut oder Speichel ist ein wichtiger Schritt, um Erektionsprobleme jeglicher Art in den Griff zu bekommen. Da der Magen Testosteron nicht einfach in Tablettenform einnehmen kann, werden Hautpflaster und Cremes in haarlosen Körperbereichen wie Rücken, Bauch und Gesäß angewendet.

Es ist jedoch wichtig, daran zu denken, dass vor eventuellen Testosterongaben die Libido und/oder das Erektionsproblem sorgfältig analysiert werden muss. Da Testosteron das Wachstum der Prostata anregen kann, ist eine Bewertung der Prostatagröße und das Messen des PSA (prostata-spezifisches Antigen) erforderlich, bevor ein Mann dieses Hormon erhält. Ein weiteres Problem ist die Beziehung von Testosteron zum Cholesterinspiegel im Blut. Wenn das Gesamtcholesterin und das LDL-Cholesterin (das »schlechte« Blutfett) hoch sind, muss man auf der Hut sein und regelmäßig den Arzt aufsuchen. Dies trifft auch auf die Leberfunktion zu – Ihr Arzt wird während der Behandlung möglicherweise einen Leberfunktionstest empfehlen.

Testosteron und die Frauen

Die meisten von Ihnen wissen wahrscheinlich, dass Frauen ebenfalls Testosteron haben und brauchen. Die Eierstöcke produzieren etwa ein Drittel bis zur Hälfte dieses Hormons, die Nebennierendrüse den Rest. Die Testosteronmenge variiert von Frau zu Frau und die Produktion nimmt ab, wenn die Wechseljahre einsetzen. Wenn bei Frauen der Hormonspiegel absinkt, erleben sie nicht nur einen Verlust des Verlangens, sondern auch eine Abnahme der sexuellen Reaktionsfähigkeit. Sie klagen über ein Taubheitsgefühl der Klitoris, Atrophie und Schwierigkeiten, zum Orgasmus zu kommen.

Interessanterweise kann es bei Frauen vor dem Einsetzen der Wechseljahre zum Testosteronverlust kommen. Dies kann dazu führen, dass die Betroffene plötzlich das Interesse am Sex verliert oder Probleme hat, zum Orgasmus zu kommen, selbst wenn sie vorher nie Probleme damit hatte. Natürlich könnte auch etwas anderes in ihrem Körper oder in ihrem Leben diese Veränderungen verursachen, aber wenn es auf einen Testosteronverlust zurückzuführen ist, kann dies nachgewiesen werden. Es gibt einen einfachen Blut- oder Speicheltest, mit dem ein Testosteronmangel entdeckt werden kann.

Eine oft übersehene Gruppe von Frauen, die oft unter Lustlosigkeit in Sachen Sex leiden, sind jene, bei denen die Eierstöcke entfernt wurden. Wenn die Eierstöcke (meistens zusammen mit der ganzen Gebärmutter) entfernt wurden, stellen die meisten Gynäkologen die Symptome von Östrogenmangel fest. Oft erhält die Patientin direkt nach der Operation ein Östrogenpflaster, um die Gewöhnung des Körpers an das Fehlen der Eierstöcke zu erleichtern. Doch leider wird genauso oft ein Testosteronmangel ignoriert.

Manche Frauen produzieren trotz Verlust der Eierstöcke dieses Hormon weiterhin in ausreichenden Mengen. Bei ihnen wird genug in der Nebennierendrüse gebildet. Wieder andere Frauen fühlen sich auch bei einem geringen Testosteronspiegel wohl. Nicht jede Frau in den Wechseljahren braucht dieses Hormon, zudem kann es Nebenwirkungen wie Akne, Stimmungsschwankungen, verstärkte Behaarung im Gesicht oder Veränderungen des Cholesteringehalts im Blut hervorrufen. Normalerweise treten diese Nebenwirkungen nicht auf, wenn das Hormon immer nur in geringen Mengen zugeführt wird, aber gerade zu Beginn der Behandlung muss darauf geachtet werden. Die Dosierung kann und sollte individuell eingestellt werden, um die Menge für optimales Wohlgefühl, Muskelmasse und Libido genau einzustellen.

Progesteron und Östrogen – ein wichtiges Gleichgewicht

Progesteron wird im weiblichen Eierstock vom Eiersack produziert, der zurückbleibt, wenn ein reifes Ei bei der monatlichen Ovulation freigesetzt wurde. Es bereitet die Gebärmutterschleimhaut auf das befruchtete Ei vor, auf das die Natur hofft. Wenn für diese Funktion nicht genug Progesteron vorhanden ist, findet selbst eine perfekt geteilte, befruchtete Eizelle keinen Ort, um sich nach ihrer Reise durch den Eileiter einzunisten. Progesteronmangel ist daher eine der Ursachen für Unfruchtbarkeit.

Wenn es nicht zur Befruchtung kommt, ist die Progesteronproduktion schnell erschöpft. Wenn der Progesteronspiegel sinkt, löst sich die Gebärmutterschleimhaut ab und wird während der monatlichen Periode ausgestoßen. So weit, so gut. Doch ein Progesteron-Östrogen-Ungleichgewicht kann sich verheerend auf andere Körpersysteme auswirken und das berüchtigte prämenstruelle Syndrom (PMS) sowie Berührungsempfindlichkeit der Brüste, Blähungen und Reizbarkeit verursachen.

Es ist für Frauen ganz wichtig, ein gesundes Östrogen-Progesteron-Gleichgewicht aufrechtzuerhalten. Eine Frau in den Wechseljahren, die noch ihre Periode hat, aber bereits weniger Östrogen produziert als vorher, könnte eine Woche vor der Blutung ein schwach dosiertes Östrogenpflaster verwenden, um das Progesteron auszugleichen, dessen Pegel dann auf dem Höhepunkt ist. Eine Frau in den Wechseljahren, die auf Grund von Hormongaben einen regelmäßigen Zyklus hat, kann ihre Östrogendosis an jenen Tagen um die Hälfte erhöhen, an denen sie Progesteron einnimmt.

Ich möchte noch einmal darauf hinweisen, dass eine Hormontherapie eine ganz persönliche Entscheidung ist, über die Sie mit Ihrem Arzt sprechen sollten. Ziehen Sie auch neue Studien und Forschungen zu Rate, da dieses Feld sehr weit ist und sich ständig ändert.

Sex und Medikamente

Die Liste der Medikamente, die sich negativ auf die sexuelle Funktion auswirken können, ist lang. Wenn bei Ihnen daher alles in Ordnung war, bis sie begonnen haben ein neues Medikament zu nehmen, sollten Sie Ihren Arzt fragen, ob ähnliche Probleme schon mit diesem Medikament in Verbindung gebracht wurden und ob es ein anderes Medikament gibt, das Sie stattdessen einnehmen können.

Es sind vor allem Medikamente der folgenden Kategorien,

die die Sexualität bei Männern und Frauen negativ beeinflussen können:

- Antihypertensiva (zur Behandlung von Bluthochdruck)
- Antidepressiva
- Medikamente gegen Angstzustände
- Antipsychotische Mittel
- Drogen und Drogenersatzstoffe

Sexuell übertragbare Krankheiten

Sexuell übertragbare Krankheiten wirken sich an sich vielleicht nicht direkt auf den Orgasmus aus, aber sie haben für die Sexualität als solche verheerende Folgen. Wie ich bereits in meinen beiden anderen Büchern beschrieben habe, kann sich *jeder*, der ungeschützten Sex hat, eine sexuell übertragbare Krankheit zuziehen. Durch Alter, ethnische Abstammung, Bildung, Beruf oder den sozioökonomischen Status wird man davor nicht immun. Die Sache wird dadurch noch kompliziert, dass es oft schwierig ist zu sagen, wer an einer solchen Krankheit leidet. Viele Menschen, die sich infiziert haben, sehen gesund aus, fühlen sich wohl und wissen wahrscheinlich nicht einmal von ihrer Infektion. Besonders bei Frauen haben viele sexuell übertragbaren Krankheiten keine offensichtlichen Symptome, bis es zu einem irreparablen Schaden gekommen ist (dies trifft beispielsweise auf Chlamydien zu). Oft erhalten Frauen erst dann die tragische Nachricht, wenn sie eine Familie gründen wollen und erfahren, dass eine asymptomatische sexuell übertragbare Krankheit sie dieser Möglichkeit beraubt hat.

Sexuell übertragbare Krankheiten können durch vaginalen, oralen und analen Sex übertragen werden. Einige können auch durch beliebigen Kontakt zwischen Penis, Scheide, Mund oder

After übertragen werden, ohne dass es zum direkten Geschlechtsverkehr kommt. Wenn Ihr Arzt Ihren Verdacht bestätigt, sollten Sie die Einnahmevorschriften der Medikamente auf dem Beipackzettel genau befolgen und sofort Ihren Partner unterrichten. Das kann zweifellos schwer sein, aber wenn der Partner nicht mitbehandelt wird, kann er Sie leicht wieder anstecken oder einen irreparablen Schaden davontragen.

Es ist unter keinen Umständen klug, eine Selbstdiagnose zu stellen. Einige Symptome können auch durch andere Faktoren als sexuell übertragbare Krankheiten verursacht werden und viele solcher Krankheiten können sehr lange bestehen, bevor sich *irgendwelche* Symptome bemerkbar machen. Wenn Sie also glauben, dass Sie unter einer sexuell übertragbaren Krankheit leiden, sollten Sie Ihren Arzt aufsuchen. Gehen Sie lieber auf Nummer sicher.

Im Anhang habe ich die häufigsten sexuell übertragbaren Krankheiten zusammen mit ihren Symptomen, potenziellen Gefahren und Behandlungs- bzw. Heilungsmöglichkeiten aufgeführt.

Die Erhaltung Ihrer sexuellen Gesundheit sollte Ihnen genauso wichtig sein, wie Ihre körperliche und emotionale Gesundheit. Sex ist zu wichtig, als dass man ihn aufgeben oder Kompromisse eingehen sollte.

8. Kapitel

Die Steigerung der Lust

Neue Horizonte öffnen

Wenn Sie bis hierher gelesen haben, ist Ihnen wahrscheinlich klar geworden, dass toller Sex meiner Meinung nach nicht nur in einer Position mit immer demselben Ablauf stattfinden und nicht strikt auf Geschlechtsverkehr in der Missionarsstellung beschränkt sein sollte. Ich befürworte nicht nur orale und manuelle Techniken im Bett, sondern meine, dass das sexuelle Vergnügen grundsätzlich auf jede mögliche Art gesteigert werden sollte, bei der Sie sich *beide* wohl fühlen. Es gibt z.B. aufregendes Spielzeug und in den letzten Jahren habe ich in meinen Seminaren festgestellt, dass immer mehr Paare neugierig sind oder bereits mit diesen wunderbaren kleinen (und nicht so kleinen) Helfern experimentiert haben. Mehr dazu später.

Doch die Steigerung der sexuellen Reaktionsfähigkeit ist nicht auf Spielzeug beschränkt. Es gibt so viele verschiedene Wege, die Sinne und die Lust zu wecken und unvergessliche, erotische Abenteuer zu erleben. Und wenn all diese Stimulationen natürlich zum Orgasmus führen können, ist der Höhepunkt hier nicht das einzige Ziel.

Wenn Sie also Interesse an tollem Sex haben und nicht nur »zielorientiert« sind, sollten Sie diesem Kapitel Ihre volle Aufmerksamkeit schenken. Ich gebe Ihnen darin unter anderem

Tipps zur Stimulierung durch Aromatherapie und Aphrodisiaka, zu Kondomen und zu Gleitmitteln für jede Menge feuchtes und wildes Vergnügen.

Historisches und Amüsantes

Die Bewohner der Marquesas zählten zu den wenigen Völkern, bei denen die Frauen die sexuelle Beziehung steuerten. Bei Feiern, die sich im Allgemeinen zu Orgien auswuchsen, saugten die Männer öffentlich an den Brüsten der Frauen und erregten sie durch Cunnilingus. Wenn die Frauen der Meinung waren, dass sie ausreichend stimuliert waren, forderten sie den Geschlechtsverkehr.

Sinnliche Massagen

Die meisten von uns erinnern sich sicher noch an die prickelnde Erregung, die sie früher beim Petting erlebt haben: das Streicheln, Necken, Abwarten, das Auslassen der »hot spots« im Teenageralter, als wir noch nicht »alles geben« wollten und durften. Ein großer Teil dieser Erregung war genau darauf zurückzuführen, dass die Genitalien nicht direkt berührt wurden. Ich nutze diese »Technik der Vorfreude« auch heute noch möglichst gerne, denn je heißer man vor der genitalen Stimulation ist, desto intensiver wird der Orgasmus sein. Sie sollten eins nicht vergessen: Als Teenager haben viele Frauen zum ersten Mal einen Brust- oder Mundorgasmus durch intensives Petting erlebt. Auch ein Mann berichtete, dass er noch genau weiß, dass sich das Spiel mit seinen Brustwarzen einfach »wahnsinnig« anfühlte. »Ich werde auch heute noch schwach, und meine Partnerin weiß genau, was sie tun muss. Es ist wie ein elektrischer Schock für meinen Penis. Das zusammen mit einer Brustmassage und ich komme. Sie muss mich nicht weiter berühren.«

Der ganze Körper ist voller erogener Zonen. Sie zu erwecken, ist der erste Schritt, um sexuelle Lust hervorzurufen und die möglichen Wege zum Orgasmus zu ebnen. Ich empfehle zwei erotische Streicheltechniken, die Paare gegenseitig einsetzen können, um warm zu werden und sich zu erregen.

Der Wirbel

Mit den Nägeln oder Fingerspitzen fahren Sie in wellenförmigen Bewegungen über ihren Körper (oder seinen, wenn Sie die Frau sind), wobei sie sich von den Füßen in Richtung Lendenbereich vortasten. Oder Sie beginnen am Kopf oder den Schultern und bewegen sich in Richtung Lenden hinunter. In beiden Fällen erzeugt diese langsame Welle unglaublich schöne, prickelnde Empfindungen, ohne dass die Genitalien dabei direkt berührt werden. Bei einer geraden Bewegung »wissen« die Nerven, wann sie als nächstes an die Reihe kommen, aber bei einem wellenförmigen, unregelmäßigen Muster ist die Erwartung und die Überraschung der kleinen Nerven größer, wenn sie als nächste dran sind.

Geheimtipp aus Lous Archiv

Die Wissenschaftler wissen heute, warum Berührungen eine heilsame Wirkung haben. Es hat sich gezeigt, dass Massagen im Gehirn, die Ausschüttung von Oxytozin auslösen. Das Hormon sorgt für Beruhigung und Entspannung, senkt den Blutdruck und schafft eine Stoffwechselumgebung, die die Speicherung von Nährstoffen fördert und das Wachstum stimuliert.

Die erotische Partnermassage

Hier geht es um das so genannte Grundelement der erotischen Massage. Diese spezielle Bewegung dient am besten als Form des Vorspiels, wenn Sie versuchen, sich gegenseitig zu erregen,

bevor die Genitalien direkt einbezogen werden. Üben Sie mit
beiden Händen sanften, gleichmäßigen Druck auf die verschiedenen Teile seines oder ihres Körpers aus. Der Lendenbereich
sollte dabei ausgesperrt werden und die weibliche Brust ebenfalls. Es geht bei dieser Massage schließlich darum, für beide
Partner eine angenehme sexuelle Spannung aufzubauen – und
nicht zum Sturmangriff überzugehen.

- Sorgen Sie dafür, dass Ihre Hände warm sind. Um sie anzu-
  wärmen, reiben Sie sie gegeneinander.
- Verwenden Sie eine Lotion oder ein Massageöl, sodass sich
  Ihre Hände leicht über die Haut bewegen. Tragen Sie wiederholt Öl auf, falls notwendig.
- Besonders wichtig ist, für eine fortwährende Berührung zu
  sorgen und langsam vorzugehen. Der Körper scheint über-
  raschende Gefühle zu lieben, aber nur wenn die Berührungen angenehm sind und sich im Rahmen des Vertrauten bewegen. Gehen Sie nicht sprunghaft vom Kopf zu den Oberschenkeln oder von den Armen zu den Füßen über. Sie
  sollten sich vielmehr langsam an einer Körperseite vorarbeiten, wobei sie zuerst großflächige Berührungen ausführen
  und dann zu gezielteren übergehen.
- Setzen Sie Bewegungen ein, die das Blut in Richtung Herz
  oder vom Herzen weg zirkulieren lassen.
- Sorgen Sie für Ausgewogenheit, indem Sie die Berührung
  auf der anderen Seite wiederholen.
- Schließen Sie die Massage in allen Bereichen mit weichen,
  leichten Berührungen ab.
- Decken Sie Körperteile, die gerade nicht massiert werden,
  mit einem Handtuch oder Laken ab, damit der Partner nicht
  friert.

Aromatherapie

Die Aromatherapie wird nicht nur zur generellen Stimmungsaufhellung eingesetzt, sondern auch, um ganz bestimmte Stimmungen wie Entspannung, romantische und sinnliche Gefühle hervorzurufen oder um die sexuelle Erregung zu erhöhen. Diejenigen unter Ihnen, die sich ein eigenes Aromatherapiesortiment zusammenstellen möchten, finden hier Anregungen für Kombinationen von ätherischen Ölen. Eine umfassende Liste finden Sie in der Tabelle auf Seite 190f.

Beruhigende, entspannte Wirkung: Kamille, Sandelholz, Lavendel, Vetiver
Belebende Wirkung: Schwarzer Pfeffer, Rosmarin, Zitrone, Pfefferminze
Ausgleichende, harmonisierende Wirkung: Bergamotte, Lavendel
Vorbereitung von Körper und Geist auf sexuelle Ekstase: verdampftes Weihrauchöl

Als ich dieses Buch schrieb, hatte ich die gute Gelegenheit, selbst Versuchskaninchen zu spielen und die Wirkung der Aromatherapie zu testen. Ich kann die Wirksamkeit der Kombination von Zitronengras und Rosmarin, die für geistige Klarheit sorgt, nur bestätigen. Ich verwendete einen kleinen Verdampfer und eine Votivkerze, die wunderbar duftete. Wenn meine Konzentration nachließ, frischte ich den Duft auf, bereitete mir eine Tasse Kräutertee zu und ging ein paar Minuten lang in meinem Haus auf und ab, während sich der Duft in allen Räumen ausbreitete.

Ätherische Öle für die Aromatherapie

FÜR FRAUEN	FÜR MÄNNER
ZUR STIMMUNGSAUFHELLUNG	
Jasmin: steigert die Weiblichkeit	**Vanille:**
Kamille (B):	entfesselt tiefe Emotionen und
räumt mit emotionalem Müll auf	verborgene Leidenschaft
Neroli: intensiv weiblich	**Orange (A):**
Grapefruit:	hilft, emotionale Verwirrung
Für ein natürliches Facelifting;	zu lösen
stimmt positiv	
SEXUELL REGULIEREND UND STIMULIEREND	
Bergamotte (B):	**Kardamon:**
belebt das Sexleben	erweckt die exotische Natur
Geranie (B):	**Vetiver:**
sorgt für Ausgewogenheit;	erregend und stimulierend
schafft Harmonie zwischen den	
Geschlechtern	
APHRODISIAKA	
Ylang-Ylang:	**Sandelholz:**
intensiv exotisch	herb und maskulin; ein
(hat in großen Dosen jedoch	Beruhigungsmittel; verführerisch
gegensätzliche Wirkung)	**Muskatellersalbei (c):**
Jasmin:	ein sexuelles Opiat
100-prozentig feminin	**Patschuli:**
Muskatellersalbei (c):	Der Duft der Erotik der Antike
wie ein verführerischer Mann	**Kreuzkümmel:** stimuliert
Rose: belebt das Herz	den Fluss der Körpersäfte
FÜR DEN BELEBENDEN ENERGIESTOSS	
Zitronengras:	**Wacholder:**
reinigend, belebend	ein sexuell stimulierendes Öl
Rosmarin (B):	**Ingwer (A, B):**
steigert die Kreativität,	einladend und erregend
verscheucht Erschöpfung	

Ätherische Öle für die Aromatherapie

FÜR FRAUEN	FÜR MÄNNER
ZUR ERHÖHUNG DER GEISTIGEN SCHÄRFE	
Melisse:	**Schwarzer Pfeffer:**
sanft, weich; gut, wenn man unter geistiger Erschöpfung leidet	fördert Vitalität und Kraft (sparsam verwenden)
Rosmarin (B):	**Lorbeer:**
königlich; stimuliert die Empfindsamkeit	stimuliert die Fantasie; nicht für unterwürfige Typen geeignet!
ENTSPANNEND, BERUHIGEND	
Lavendel:	**Weihrauch:**
stabilisierender Einfluss	setzt unterbewussten Stress frei
Majoran:	**Zimt:**
wenn man Schmuseinheiten, aber keinen Sex braucht	auf sinnliche Art beruhigend für die Nerven

DIE ANWENDUNG:
Für alle Düfte: durch Verdampfen, mit Massageöl gemischt, in der Badewanne
Oder: als Mundspülung (A), als heiße (B) oder kalte (C) Kompresse

FÜR DIE GESICHTSMASSAGE:
15 Tropfen des ausgewählten ätherischen Öls werden mit 3 µ Mandelöl vermischt. Verwenden Sie ein Öl, das Ihrem Hauttyp entspricht.

HAUPTTYP	ÖL
trocken	Sandelholz, Rose
empfindlich	Kamille, Lavendel
fettig	Lavendel, Ylang-Ylang
normal	Geranie, Neroli

Duftkerzen oder Räucherstäbchen können ebenfalls für Entspannung sorgen. Sie könnten Patschuli, Ylang-Ylang und Vanille auswählen, Düfte, die sehr populär sind, aber auch Muskatellersalbei, Rose und Geranie.

Der Grund, warum die Aromatherapie so wirkungsvoll ist? Der Duft, der vom Riechnerv aufgenommen wird, wirkt sofort aufs Gehirn, im Gegensatz zu anderen Substanzen, die man trinkt oder isst und die erst ins Blut gelangen müssen, bevor sie auf den Körper wirken.

Geheimtipp aus Lous Archiv

Der Geruchssinn der Frau ist auf Grund ihres höheren Östrogenspiegels stärker ausgeprägt als der des Mannes. So weist Marc McCutcheon darauf hin, dass Frauen den Moschusduft – den männlichen »Lockstoff« – besser als jeden anderen Duft erkennen können. Wenn der Östrogenspiegel während der Ovulation auf seinem Höhepunkt ist, ist der weibliche Geruchssinn stärker ausgeprägt und kann Moschus einhundert Mal besser wahrnehmen.

Aphrodisiaka

Über Aphrodisiaka kursieren eine Reihe von Mythen. Einige dieser jahrhundertealten Vorstellungen enthalten einen wahren Kern, während andere reine Erfindung sind. Hier eine Definition von »Aphrodisiakum« von Brenda Love: »Eine Chemikalie, die Sexualverlangen und Vitalität erhöht oder verbessert. Der Begriff geht auf Aphrodite zurück, die griechische Göttin der Liebe und Schönheit.« Anschließend unterteilt sie Aphrodisiaka in zwei Kategorien – diätische und Drogen. Experten sind überzeugt, dass es sich bei den erfolgreichsten aphrodisischen Mitteln um jene handelt, die unterschwellig an Körpersekrete oder Ausscheidungen erinnern. Im Grunde kann alles als Aphrodisiakum betrachtet werden, wenn es auf einen der fünf Sinne wirkt und eine sexuelle Reaktion hervorruft. Dr. Cynthia Mervis Watson, Autorin des Titels *Love Potions*, meint dazu: »Wenn alle Sinne auf einmal stimuliert werden, dann heißt es: Mach dich bereit!«

Aphrodisiaka können die Form von Nahrungsmitteln oder Getränken, Kräutern oder Gewürzen, eines Talismans oder von Ritualen, Drogen, homöopathischen Heilmitteln, Blütenessenzen oder Aromen haben. Trotz ihrer unterschiedlichen Form findet man sie in allen großen Kulturen der Welt: Mittel, die eine ähnliche Wirkung versprachen, wurden in China, Ägypten, Mesopotamien, Indien, Europa, Afrika, Südamerika und Polynesien gefunden.

Eins ist sicher: Wenn Sie daran glauben, dass diese Mittel funktionieren, dann werden sie auch funktionieren. Bestimmte Nahrungsmittel, wie Austern, die Zink enthalten, ein wichtiges Mineral für die sexuelle Funktion bei Männern, haben auch nachweisbar wirksame Inhaltsstoffe. (Reizvoll ist dabei natürlich, dass Austern den weiblichen Genitalien ähneln). Dr. Watson zufolge ist die Wirkung bestimmter Aphrodisiaka so einfach zu erklären wie »Chemie in der Schule«. Der Körper kann Hormone, Neurotransmitter und Neuropeptide nur dann produzieren, wenn er bestimmte Grundstoffe erhält. Viele traditionelle Aphrodisiaka haben einen hohen Gehalt an Aminosäuren, Enzymen und Vitaminen und aus diesem Grund funktionieren sie auch. Dr. Watson erwähnt darüber hinaus, dass Naturextrakte wie Guarana, Vanille, wilde Jamswurzel, Ginko, Bienenpollen und Kava aphrodisierende Wirkungen zeigen.

Einige Aphrodisiaka, beispielsweise die Modedroge Ecstasy, wirken, indem sie den Neurotransmitter- und Neuropeptidspiegel verändern. Ecstasy verursacht eine starke Freisetzung von Serotonin, das ein Gefühl der Euphorie hervorruft, doch gleichzeitig hemmt diese Droge den Orgasmus. Eine andere Wirkungsweise von Aphrodisiaka liegt in ihrer Funktion als MAO-Inhibitor (Monoaminoxidaseinhibitor). Das bedeutet, dass die Produktion der Substanz gehemmt wird, die für den Abbau von Neurotransmittern zuständig ist, sodass sich ihre Konzentration im Körper erhöht.

Gleitmittel

Wo wären wir nur ohne Gleitmittel? Meine Damen, Sie können nicht erwarten, dass Sie jederzeit feucht und bereit sind; und ich weiß, meine Herren, dass Sie das weiche, glitschige Gefühl lieben, das durch Gleitmittel auf der Haut der Partnerin, auf Ihrem Spielzeug und an Ihren Fingern erzeugt wird! Die Verwendung eines Gleitmittels kann das Lustpotenzial enorm erhöhen. Bevor wir uns diesem Thema im Detail zuwenden, möchte ich auf einige Dinge hinweisen, an die Sie bei der Wahl Ihres Gleitmittels denken sollten:

- Ich empfehle bei der Verwendung von Kondomen Gleitmittel auf Wasserbasis; sie sind sicher in der Anwendung, lassen sich mit einem Tropfen Wasser wieder zum Leben erwecken und greifen nicht das in Kondomen enthaltene Latex an. Auch wenn Gleitmittel auf Ölbasis für manuellen Sex toll sind, sind sie nicht das Richtige, wenn Sie anschließend zum Geschlechtsverkehr mit Kondomen übergehen wollen. Es ist deshalb am besten, einfach ein Gleitmittel auf Wasserbasis zu verwenden.
- Lesen Sie das Etikett eines Gleitmittels immer *ganz*. Wenn irgendwo bei den Inhaltsstoffen das Wort »Öl« vorkommt, ist es sehr wahrscheinlich, dass das Produkt keine Wasserbasis hat.

- Achten Sie auf den Bestandteil Nonxyol-9. Dieses Spermizid wurde in den dreißiger Jahren als Reinigungslösung für Krankenhäuser aus Deutschland in die USA eingeführt und kann sowohl bei Männern als auch bei Frauen eine starke Reizwirkung hervorrufen. Vielleicht haben Sie auch gelesen, das Nonxynol-9 als Schutzmittel vor dem HIV-Virus gelten soll, aber bisher gibt es keine schlüssigen Studien, die dies beweisen. Dr. Helene Gayle vom Zentrum zur Krankheitskontrolle erklärt, dass »Nonxynol-9 nicht als effektives Mittel zur HIV-Prävention empfohlen werden sollte.«

- Seien Sie vorsichtig, wenn etwas als »Körpergleitmittel« bezeichnet wird. Bei diesen Mitteln handelt es sich nicht um richtige Gleitmittel. Sie bestehen aus Silikon, haben keinerlei schützende Wirkung und sind nicht wasserlöslich. Auf dem Etikett steht unter den Zutaten Dimenthicon oder Dimenthiconicol.

- Wenn auf dem Etikett steht, dass das Mittel nur zur äußerlichen kosmetischen Anwendung geeignet ist, sollte es weder extern noch intern mit empfindlichem Gewebe in Kontakt kommen.

- Grundsätzlich gilt: Wenn auf dem Etikett steht, dass es nicht mit den Augen in Kontakt kommen sollte, sollte ein Produkt auch nicht im Genitalbereich angewendet werden, da die empfindliche Schleimhaut von Augen, Nebenhöhlen und Mund fast identisch mit der Schleimhaut des Genitalbereichs ist.

- Seien Sie vorsichtig, wenn Sie farbige und/oder duftende Produkte in Körperöffnungen verwenden. Probieren Sie sie erst außen auf der Haut aus und prüfen Sie, ob Sie empfindlich darauf reagieren, bevor Sie sie »intern« verwenden, da sie Hefe- und Blaseninfektionen hervorrufen können. Wenn Sie sich nicht sicher oder sehr empfindlich sind, sollten Sie das Produkt ein, zwei Tage vorher bei sich selbst testen, bevor Sie es beim Sex einsetzen.

Geheimtipp aus Lous Archiv

Ich möchte Sie davor warnen, Gleitmittel, die Nonxyol-9 enthalten, beim oralen Sex zu verwenden. Dieser Zusatz schmeckt nicht nur scheußlich, sondern wirkt auch leicht betäubend am Mund.

Heißes Spielzeug für Erwachsene

Ich bin absolut der Meinung, dass Spielzeug das Sexleben aufregender, abwechslungsreicher und intensiver machen kann. Hier finden Sie eine kurze Übersicht über das Lieblingsspielzeug der Männer und Frauen aus meinen Seminaren. Sie finden auch Informationen zur Wahl des richtigen Dildos oder Vibrators und zu seinem Einsatz. Meine ersten beiden Bücher enthalten eine umfassendere Zusammenstellung und noch ausführlichere Beschreibungen der Spielzeuge – genug, um eine ganze Schatztruhe zu füllen!

Es gibt eine Reihe von Versandunternehmen, Internetseiten und Erotik-Shops, die Sexspielzeug verkaufen. In vielen Zeitschriften finden Sie Werbeanzeigen solcher Anbieter.

Erotisches Spielzeug ist vielleicht nicht für jeden das Richtige, aber es kann viel Spaß machen und das Sexleben mit Ihrem Partner bereichern.

Historisches und Amüsantes

Vakuumpumpen, die zur Vergrößerung der Penisgröße und -breite dienen sollen, helfen laut Dr. Milsten »impotenten Männern, eine Erektion zu bekommen«, doch es gibt keine Daten, die anzeigen, dass die Länge oder der Umfang des Penis merklich vergrößert wird.

Damit Sie mit Ihrem Sexspielzeug auch wirklich Spaß haben, empfehle ich die Beachtung einiger Grundregeln:

1. Das Spielzeug muss stets sauber gehalten werden. Waschen Sie es vor und nach seinem Einsatz in warmem Wasser mit antibakterieller Seife.
2. Verwenden Sie bei Artikeln mit Plastikverbindungen nur Gleitmittel auf Wasserbasis, da Ölprodukte, Massageöl oder Handlotionen (alles, was Lanolin oder Petrolatum enthält) die Plastikoberfläche angreifen.
3. Verwenden Sie an Teilen, die vaginal oder anal eingeführt werden, ein Kondom. Das erleichtert die Reinigung ungemein.
4. Bewahren Sie Spielzeug für verschiedene Bereiche (vaginal oder anal) getrennt voneinander auf. Wenn Ihre Partnerin gerne anal penetriert wird, verwenden Sie diesen Dildo nicht für ihre Scheide und umgekehrt.
5. Bewahren Sie das Spielzeug an einem sicheren, staub- und ölfreien Ort auf. Kenner haben einen Beutel für vaginales Spielzeug und einen anderen für anales.
6. Teilen oder tauschen Sie Ihr Spielzeug nicht mit anderen. Warum ein Risiko eingehen?

Dildos und Vibratoren

Für praktisch jeden gibt es den richtigen Dildo- oder Vibratortyp – sowohl für Männer als auch Frauen. Manche sind naturgetreu und wurden nach realem Vorbild (oft Stars in Pornofilmen) geformt.

Es ist wichtig, einen Dildo auszuwählen, der zu Ihnen passt und sich leicht reinigen lässt. Sie können unter folgenden Dildos auswählen: Einige bevorzugen dabei Artikel aus Silikon, da sie schneller warm werden als Latex.

Viele Frauen lieben die gesteigerten Empfindungen und Kontraktionen der Scheide während des Höhepunkts, die entstehen, wenn sich die Beckenbodenmuskulatur um den Dildo herum zusammenzieht.

Größe:
- Die Größen reichen von sehr klein bis zur Länge eines Arms. Zugegebenerweise sind die größeren für einen speziellen »Nischenmarkt« gedacht.
- Mit oder ohne »Hoden«.
- Doppeldildos für die gleichzeitige Penetration beider Partner.

Material:
- Cyberskin (hartes oder weiches) Plastik, Latex, Silikon, Metall, Gummi, Vinyl, JeleeTM.

Form:
- Gerade, gekrümmt, naturgetreu, gerippt, glatt, rund, verlängerbar oder mit besonderem Design für die G-Punkt-/Prostata-Stimulation.

Vibrationseigenschaften:
- Bei vibrierenden Dildos ist der bewegliche Teil (meistens auf verschiedenen Stufen einstellbar) normalerweise so ausgerichtet, dass die Klitoris stimuliert wird, während der Schaftbereich in die Scheide eingeführt wird. Doch der Schaftbereich kann auch einige tolle Sachen tun und sich beispielsweise an der Spitze drehen oder hinein- und herauspulsieren, während gleichzeitig die Klitoris stimuliert wird.
- Batterie- oder Netzbetrieb.

Farbe:
- Jede beliebige Farbe, die Sie mögen: fluoreszierend, schwarz, braun, rosa, hautfarben, durchsichtig, lila, weiß, einfarbig, gestreift, glitzernd – die Liste ist endlos.

Geschirr:

- Dildos können einfach in die Hand genommen oder an einem Gurt befestigt werden, der aus Leder oder Stoff besteht und um die Hüften getragen wird.
- Gurte für die Oberschenkel können vom Mann benutzt werden, der Ganzkörperkontakt wünscht. Eine Seminarteilnehmerin berichtete von ihrem querschnittgelähmten Mann, der sie auf diese Weise wie in ihren wildesten Träumen befriedigte. »Endlich konnte er in mich eindringen – ich hätte nicht gedacht, dass das möglich ist.« Lassen Sie sich überraschen, was man mit solchem Spielzeug alles machen kann!

So werden Dildos benutzt

- **Atmen Sie.** Beim Sex ist die Atmung ganz wichtig, denn tiefes Atmen erhöht die Empfindungen.
- **Verwenden Sie den Vibrator an der Klitoris.** Lassen Sie sich durch Ihren Partner mit dem Vibrator stimulieren – das wird ihn ganz schön heiß machen. Sie können die Vibration durch ein Kleidungsstück oder die äußeren Schamlippen dämpfen. Oft empfinden Frauen die direkte Klitorisstimulation als zu intensiv, bis sie stärker erregt sind. Bewegen Sie den Vibrator sanft an der Klitoris auf und ab.
- **In der Scheide.** Führen Sie den Dildo oder Vibrator langsam in die Scheide ein. Die ersten fünf Zentimeter sind dabei am empfindsamsten.
- **Anal.** Ein kleiner Spezialdildo oder ein vibrierender Dildo verhelfen jenen Damen und Herren, die anale Spielereien lieben, zu himmlischen Gefühlen. Männer, die dies mögen, wählen normalerweise einen kleinen stabförmigen Vibrator, der anal eingeführt werden kann, während er masturbiert oder von der Partnerin manuell stimuliert wird.
- **Kombiniert.** Verwenden Sie gleichzeitig einen Dildo bei sich

selbst und bei Ihrem Partner. Abhängig vom Design, kann die Frau für sich selbst einen Dildo für die Scheide am Gurt befestigen, während ein zweiter Dildo zur Penetration des Partners zur Verfügung steht. Auf diese Weise können beide das Gefühl von Fülle genießen.

Verschiedene Vibratoren und Dildos

Das hier aufgeführte Spielzeug zählt zu den Klassikern, doch die Auswahl ist riesig und der Fantasie der Spielzeugerfinder sind keine Grenzen gesetzt.

Der Mikrokitzler

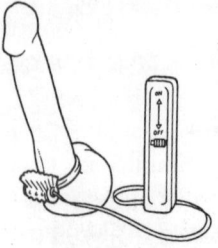

Der Mikrokitzler

Die kleine vibrierende Silberkugel steckt in einem elastischen Futteral, das sie am Penisansatz des Mannes an Ort und Stelle hält. Das Futteral hat eine zweifach strukturierte, vibrierende Oberfläche, die auch dazu dienen kann, der Frau Vergnügen zu bereiten.

Die Perlenkette

Ich empfehle eine 75 bis 90 Zentimeter lange Kette mit 8 bis 10 Millimeter dicken falschen Perlen, weil diese eine glattere Struktur und ganz runde Form haben. (Falsche Perlen sind hier kostbarer als echte.) Tragen Sie etwas Gleitmittel auf seinen Penis auf und schmücken Sie ihn langsam mit Ihrer Perlenkette, indem Sie diese um den Penisschaft wickeln. Halten Sie die Schließe mit einem Finger fest, damit Ihr Partner nicht gekratzt und abgelenkt wird. Wenn Sie die Perlenkette beim Abendessen getragen haben, wird sie schön warm sein. Wenn ein Penis ganz von der Perlenkette umschlungen ist, beginnen Sie, ihn langsam mit der Korbflechtertechnik zu streicheln. Dann wickeln Sie die Perlenkette wieder ab und ziehen sie langsam von einer Seite zur anderen unter seinen Hoden durch, wobei Sie diese leicht anheben. Wenn Sie fertig sind, wickeln Sie die Perlen um das untere Ende des

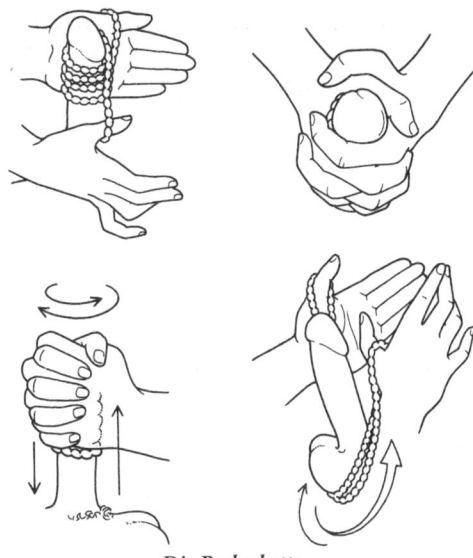

Die Perlenkette

Penisschafts und bringen sich auf ihm in Position. Mit Sicherheit werden Perlen von nun an einen festen Platz in Ihrem Repertoire einnehmen!

Der Hitachi Magic Wand-Vibrator und das G-Punkt-Zusatzgerät

Der Hitachi Magic Wand-Vibrator ist aus gutem Grund ein Klassiker. Er stimuliert einen breiten Bereich umfassend und sanft, wie Frauen es lieben. Das Zusatzgerät stimuliert den G-Punkt.

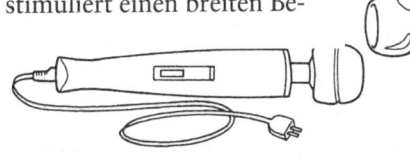

Der Hitachi Magic Wand

Penisringe

Penisringe funktionieren nach dem Prinzip der Hydraulik. Bei Stimulation fließt Blut in den Penis und lässt ihn anschwellen. Schwerkraft und nachlassende Stimulation führen dazu, dass das Blut wieder abfließt. Penisringe sorgen dafür, dass das Blut nicht wieder abfließt, indem sie die Venen an den Seiten des

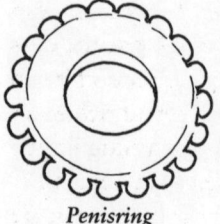

Penisring

erigierten Penis zusammendrücken. Dies führt zu einer festeren und länger andauernden Erektion. Manche Männer berichten, dass dadurch auch die Ejakulation hinausgezögert wird.

Penisringe können folgendermaßen eingesetzt werden:

1. Sie können während der manuellen Stimulation und/oder beim Geschlechtsverkehr getragen werden.
2. Einige Paare haben berichtet, dass sie den Geschlechtsverkehr mit dem Ring begonnen und ihn dann vor dem Höhepunkt entfernt haben oder ihn erst während des Sex aufgesetzt und bis zum Schluss an Ort und Stelle gelassen haben.
3. Hodensack und Penis können eine dunklere Farbe haben, wenn der Ring auf dem Penis sitzt. Das ist normal, da sich dort mehr Blut staut. Der Ring sollte jedoch nicht länger als zwanzig bis dreißig Minuten ununterbrochen getragen werden und dann für ein paar Minuten abgenommen werden.

Gebrauchsanweisung: Damit der Penisring effektiv wirkt, sollten der Mann oder seine Partnerin etwas Gleitmittel auf Ring und Penis auftragen. Am besten verwendet man ein Gleitmittel auf Wasserbasis, da es das Material im Gegensatz zu Öl oder Lotionen nicht zersetzt. Am besten wird der Ring auf den voll erigierten Penis geschoben, aber das ist nicht unbedingt notwendig. Nach dem Gebrauch wird der Ring mit antibakterieller Seife und Wasser gewaschen und ist für das nächste Mal wieder einsatzbereit.

Das Material ist sehr dehnbar (bis zu 17 Zentimeter). Spielen Sie damit, um die Dehnbarkeit zu überprüfen. Die richtige Position für den Ring ist das untere Ende des Schaftes, unterhalb des Hodensacks. Wenn er nur auf den Schaft geschoben wird, kann dies ein Problem sein, wie manche Männer berichten: »Am Schaft selbst war der Ring zu eng, und obwohl ich dachte, dass er sich an dessen Ende genauso anfühlen würde, fühlte ich mich erstaunlicherweise stärker gestützt. Er saß dort genau richtig.«

Es ist am besten, wenn der Mann dem Ring den endgültigen Sitz über den Hoden verpasst. Oft verwenden Paare einen Penisring zuerst nur beim manuellen Liebesspiel, und wenn sie wissen, was bei ihnen am besten funktioniert, kommt er auch beim Geschlechtsverkehr zum Einsatz.

Besonders wichtig bei dem Spiel mit Penisringen ist die korrekte Positionierung – er wird vorsichtig auf den Schaft und über den Hodensack geschoben. Bei falschem Gebrauch können die Stoßbewegungen schmerzen. Andere gängige Materialien für Penisringe sind Stoff, Metall, Plastik oder Leder mit einem verstellbaren Band, um den Sitz anzupassen.

Tätowierungen aus Swarovski-Kristall

Schick, einzigartig und auffallend – kann man sich von einem Accessoire mehr wünschen? Sie sind leicht anzubringen, in vielen Farben und unterschiedlichen Designs erhältlich und *der* Hit, wenn sie an sichtbaren oder ganz privaten Stellen angebracht werden.

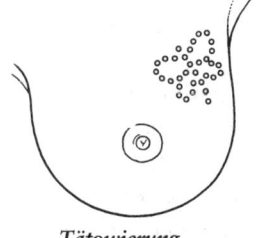

Tätowierung
aus Swarovski-Kristall

Überlegen Sie gut, wo Sie eine solche Tätowierung anbringen wollen – im Schamhaarbereich z.B. können sie beim Sex leicht kratzen. Der edle Körperschmuck hält zwei bis drei Tage.

Geheimtipp aus Lous Archiv

Der Beckenbodenmuskel ist ein relativ kleiner Muskel, und wenn sie beginnen, ihn zu trainieren, wird er nach einer Reihe von Übungswiederholungen schmerzen. Bryce Britton, Autor des Buchs *The Love Muscle*, rät dazu, die Übungen, die dreimal pro Tag für jeweils fünf Minuten ausgeführt werden, mit Dingen zu verbinden, die man bereits regelmäßig tut – wenn der Fuß beim Autofahren auf der Bremse ruht, wenn man an einer Ampel wartet oder wenn man nach dem Essen die Zähne putzt. Variieren Sie die Bewegungen. Schließlich gehen Sie ja auch nicht ins Fitnessstudio und machen nur Bizeps-Curls, oder?

Übungseier

Übungsei

Diese Marmoreier in verschiedenen Größen können in die Scheide eingeführt werden, um die Scheide und den Beckenbodenmuskel zu kräftigen. Manche Frauen wärmen das Ei zuerst unter warmem Wasser an. Außerdem muss es vor und nach jedem Gebrauch mit heißem Seifenwasser gereinigt werden. Eine gute Übung besteht darin, dass man das Ei in der Scheide nach unten gleiten lässt und sich dann darauf konzentriert, es durch Zusammenziehen des Scheidengangs nach oben zu ziehen. Das Ei ist zur einfachen Entfernung mit einem Faden versehen (ähnlich wie ein Tampon). Wer sich für diese Technik interessiert, kann bei Mantak Chia nachlesen. In seinem Buch *Clutivating Female Sexual Energy* ist ein ganzes Kapitel verschiedenen Übungen mit diesen Eiern gewidmet.

Kristallstab

Dies ist eine der besten Vorrichtungen zur Stimulation des G-Punkts – was kein Wunder ist, denn der Stab wurde von einer Frau entwickelt. Er besteht aus durchsichtigem Acryl, kann gebogen und auf ein Kissen gelegt werden, sodass die Frau den Widerstand erzeugen kann, den sie beim Masturbieren bevorzugt. Männer können den Stab gut zur Prostatastimulation einsetzen.

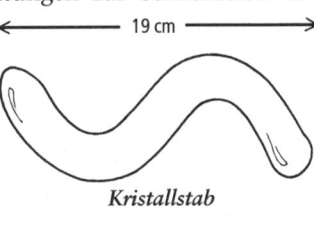

← —— 19 cm —— →

Kristallstab

Historisches und Amüsantes

Die Chinesen erfanden bereits im 12. und 13. Jahrhundert raffiniertes Spielzeug wie den Doppel-Olisho, einen Dildo, der von zwei Frauen gleichzeitig benutzt werden konnte. Das Gerät bestand aus einem Phallus aus Elfenbein oder Holz mit zwei Seidengürteln in der Mitte. Die Bewegung der einen Frau rief bei der anderen Vergnügen hervor und umgekehrt. Ein anderes Hilfsmittel war ein Dildo, der durch die Bewegung der Ferse gelenkt werden konnte. So waren die Hände für andere amouröse Aktivitäten frei – oder für die Haushaltspflichten.

Operative Eingriffe

Es gibt viele operative Eingriffe, mit denen die Kontrolle oder Intensität des Orgasmus bei Männern und Frauen erhöht werden soll. Obwohl sie Aufmerksamkeit erregen, kann ich nur wenige im Einzelfall empfehlen, da die anderen gefährlich sind oder sehr ernste Nebenwirkungen haben können.

Die häufigste Operation bei Männern ist die Penisvergrößerung, wobei es zwei Verfahren gibt: (1) Die Bänder, die die Peniswurzel mit dem Becken verbinden, werden durchtrennt, wodurch der Penis im schlaffen Zustand länger wirkt. Leider verliert dadurch aber die Erektion an Stabilität, da die stützenden Strukturen durchtrennt wurden. (2) Die Injektion von Fettgewebe, das einem anderen Körperbereich entnommen wurde, um den Umfang des Penis zu vergrößern. Das Problem bei diesem Verfahren besteht darin, dass das Fettgewebe unregelmäßig vom Körper absorbiert wird, sodass der Penis klumpig aussieht. Eine Frau bezeichnete einen so manipulierten Penis als »geschwollene, wütende Wurst«.

Ich stimme mit Dr. Richard Milsten überein, der meint, dass man sich nicht freiwillig unters Messer legen sollte, wenn es nichts Ernstes zu reparieren gibt. Wie oben beschrieben, sind solche Operationen oft problembeladen und lohnen nicht die Schmerzen, die mit einem Eingriff einhergehen.

Wichtig ist in diesem Zusammenhang auch, wie sich andere Operationen auf die sexuelle Funktion auswirken können. Wenn beispielsweise einer Frau die Gebärmutter entfernt werden muss, sollte die Betroffene den Arzt bitten, dass die Hautmanschette am Muttermundhals, wo dieser in die Scheide hineinreicht, belassen wird, damit die orgasmische Reaktion intakt bleibt. Wenn die ganze Gebärmutter entfernt wird, kommt es sonst zu einer Verringerung der orgasmischen Reaktion, da die Nerven, die Empfindungen registrieren und liefern, nicht mehr vorhanden sind. Die Zahl der unnötigen Hysterektomien sollte grundsätzlich reduziert werden. Sie wirken sich auf das Konto des Chirurgen wahrscheinlich positiv aus, sind aber für die Frauen und ihren Partner eine Belastung.

Für die Männer ist wahrscheinlich interessant, dass Prostataoperationen heute normalerweise so durchgeführt werden, dass die wichtigen Nerven erhalten bleiben. Das Nervenbündel (der Prostataplexus), das über die Seite der Prostata verläuft, wird nicht mehr durchtrennt und wie selbstverständlich entfernt. Wenn die Nerven intakt bleiben, behält der Betroffene seine Potenz im vollen Umfang. Es kann allerdings eine Weile dauern, bis die Empfindung in die durch die Operation gestörten Nerven zurückkehrt.

Krafttraining der erotischen Art

Es gibt verschiedene Übungen, die gezielt das sexuelle Vergnügen steigern können. Die bekannteste ist wohl die Kegelübung, die die Beckenbodenmuskulatur bei Frauen und Männern sehr effektiv kräftigen. Der Beckenbodenmuskel ist Ihr Sexmuskel. Bei Frauen handelt es sich dabei um den Muskel, der den gesamten Boden der Beckenregion, die Gebärmutter, den After und den ganzen Harntrakt unterstützt. Er ist auch direkt mit der Klitoris verbunden, die, wie wir bereits an anderer Stelle gesehen haben, sehr lange »Beine« hat, die die Lustwellen wie ein Telefondraht transportieren können. Das Training der Beckenbodenmuskulatur verhindert nicht nur Inkontinenz im Alter, sondern sorgt auch für tiefere, länger anhaltende Höhepunkte.

Kegelübungen

Kegelübungen können den gesamten Scheideneingang kräftigen, wodurch das Lustgefühl für die Frau und ihren Partner erhöht wird. Die beiden Muskelgruppen, die den Beckenboden der Frau bilden, sind zum einen der äußere Muskel in der Nähe der Klitoris und die Schließmuskel der Harnröhre. Die zweite Gruppe besteht aus den inneren hinteren Muskeln in der Nähe des Afters und umfasst den Pubococcygeus, Iliococcygeus und die Afterhebemuskeln.

Die Übung:

- Legen Sie sich mit gebeugten Knien und flach aufgesetzten Füßen auf den Rücken.
- Eine Hand liegt auf dem Boden und die andere auf Ihrem Bauch.
- Spannen Sie den Bereich zwischen Genitalien und After an und heben Sie ihn innerlich an, wobei Sie die Muskeln nach oben in Richtung Körperzentrum drücken.
- Atmen Sie beim Anspannen der Muskulatur ein und beim Entspannen wieder aus.
- Frauen können die Festigkeit dieses Muskels überprüfen, indem sie die Finger etwa fünf Zentimeter tief in die Scheide einführen und den Muskel zusammendrücken, als wollten Sie den Urinstrahl unterbrechen.

Bei Männern funktioniert der Beckenbodenmuskel ähnlich und durch seine Kräftigung kann die Potenz gesteigert werden. Spannen Sie den Muskel wiederholt an, wenn Sie eine Erektion haben. Sie werden sehen, wie der Penis einen kleinen Sprung macht. Um den Widerstand beim Training zu erhöhen, können Sie als Gewicht einen nassen Waschlappen auf den Penis legen.

Eine umfassendere Möglichkeit zur Verbesserung der ganzheitlichen sexuellen Erfahrung, speziell des Orgasmus, bieten Sexualtechniken aus dem Fernen Osten – Tantra genannt –, bei denen Sex als Pfad der Erleuchtung durch die Erweiterung des Bewusstseins und die Kontrolle des Körpers betrachtet wird. Menschen in der westlichen Welt können einige dieser alten Techniken übernehmen und ihrer sexuellen Erfahrung eine größere spirituelle Dimension verleihen.

9. Kapitel

Körper und Geist im Einklang

Von der sexuellen Energie zur spirituellen Liebe

Sex kann Spaß machen. Sex kann leidenschaftlich sein. Sex kann sich gut anfühlen. Aber Sex kann auch spirituell sein. Jedes Ereignis in unserem Leben (sei es eine Fahrt im Auto, ein Golfspiel oder die körperliche Liebe) kann in dreierlei Hinsicht erfahren werden, nämlich körperlich, emotional und spirituell. Manchmal verschmelzen diese Dimensionen miteinander, sodass ein Ereignis eine viel tiefere Bedeutung erhält. Doch für viele von uns (und ich beziehe mich da durchaus mit ein) war Spiritualität bisher nur die Angelegenheit der Religionen, und in den meisten Fällen stehen diese der Sexualität nicht gerade offen und befürwortend gegenüber. Die vorherrschende Ansicht ist die, dass Sex und Religion einfach nicht zusammenpassen. Ähnlich wie zwei Hunde, die einander argwöhnisch weiträumig umkreisen, betrachteten sich die beiden Lager eher feindlich und erkannten die Existenz des jeweils anderen zwar an, wahrten jedoch ihre Distanz.

Dieses Kapitel ist für all die Leser gedacht, die eine spirituelle Verbindung zum Partner suchen – vielleicht nicht immer, aber doch hin und wieder. Haben Sie sich Ihrem Partner nach dem Liebesspiel oder während des Orgasmus schon einmal so nah gefühlt, dass Ihre Umgebung zu verschwinden schien?

Sind Sie und Ihr Partner bei der Liebe so miteinander verbunden und aufeinander eingestimmt, dass die übrige Welt keine Rolle mehr spielt?

Viele erinnern sich möglicherweise an eine solche Erfahrung, in der der Sex uns in ein anderes Reich entführte. Dies passierte vielleicht nur mit einer bestimmten Person und nur selten, aber es wird als ganz andere Verbindung während des Liebesspiels erlebt. Einige Meister der spirituellen Sexualität bezeichnen diesen Zustands als »Ekstase« und betrachten ihn als höchste Form des Liebesspiels. Doch wie und warum geschieht es? Für diejenigen, die Ekstase schon einmal erlebt haben, scheint dieser Zustand aus dem Nichts gekommen zu sein – ein spontanes Ereignis, das nicht unserer Kontrolle unterliegt. Oder können wir diesen Zustand vielleicht doch steuern?

Geheimtipp aus Lous Archiv

Margot Anand zufolge sind die fünf Tugenden des ekstatischen Liebenden Geduld, Vertrauen, Präsenz, Mitgefühl und Klarheit.

In seinem Buch *The Erotic Mind* fasst der Sexualforscher Jack Morin kurz und knapp zusammen, warum erotische Begegnungen perfekt für spirituelle Erfahrung und Transzendenz geeignet sind: »Sie beziehen uns total ein und erhöhen unser Bewusstsein, indem sie uns mit einem anderen Menschen und mit den normalerweise verborgenen Dimensionen unserer selbst in Verbindung setzen und unsere Wahrnehmungen und unseren Horizont erweitern« (so von Herbert Otto in *Liberated Orgasm* zitiert). Die Therapeuten Jack Zimmerman und Jacquelyn McCandless haben diesen »erweiterten Bewusstseinszustand« als »dritte Präsenz« bezeichnet. In ihrer eigenen Beziehung erleben sie einen charakteristischen Zustand, der durch die transzendentale spirituelle Dimension ihrer Beziehung ermöglicht wurde. Sie beschreiben es in ihrem Buch *Flesh and Spirit* folgendermaßen: »Es geht dabei um einen erweiterten Bewusstseinszustand, der von beiden Partnern zusammen mit etwas Bedingungslosem und letztendlich Geheimnisvollen erschaffen wird, das nicht von dieser Welt ist.«

In den USA besteht seit den sechziger Jahren reges Interesse an einer heiligen Form des Sex und dieses wachsende Interesse am Spirituellen entwickelte sich weiter zur New Age-Bewegung. Der Wunsch, mehr über die östlichen Philosophien und Religionen zu lernen, wurde durch zwei Kräfte angetrieben: Die Suche nach spirituellem Wissen in Verbindung mit der Überwindung sozialer und religiöser Beschränkungen der sexuellen Ausdrucksmöglichkeiten. Die Radikalen der sechziger Jahre, die zu Verfechtern der freien Liebe wurden, wollten Sex neu definieren und ihn von Schuldgefühlen und dem Sündenkonzept befreien. Sie betrachteten Sex als ein Ereignis, das das Leben feierte.

In vielerlei Hinsicht war diese moderne Vision einer neuen Sexualität dem entlehnt, was die alten Schulen des Ostens bereits seit Jahrhunderten vertraten. Besonders die philosophischen Schulen des chinesischen Taoismus und des buddhistischen Tantra praktizieren eine Sexualität, die stark mit dem spirituellen Reich verbunden war. Die alten östlichen Systeme spiritueller Erleuchtung entstanden wahrscheinlich um 5000 v. Chr. Diese Gruppen sind überzeugt, dass ein Betreten des spirituellen Reichs durch Sex nicht nur möglich, sondern auch wahrscheinlich ist. Dieses Ziel gilt es zu erreichen. Tatsächlich erfanden sie gut durchdachte Zeremonien (mit über fünfundsechzig verschiedenen Stellungen!), die uns lehren, wie das »heilige Reich« beim Sex betreten werden kann.

Ausgangspunkt ist die unterschiedliche Natur von Mann und Frau und die Prämisse, dass der sexuelle Akt nicht nur physiologisch erregend ist, sondern auch psychologisch und emotional erleuchtend wirkt. Dazu ist nur erforderlich, dass beide Partner im Einklang miteinander stehen und einem vorgegebenen meditativen Weg folgen.

Tantra – Wege zur mystischen Vereinigung

In den letzten Jahren hat der östliche Trend, von Yoga bis Zen-Buddhismus, in die westliche Kultur Einzug gehalten. Es scheint daher nur natürlich, dass die Menschen im Westen auch auf die östliche Einstellung zum Sex neugierig wurden, deren Kennzeichen eine stärkere, spirituelle Ausrichtung ist.

Speziell das Tantra, das sich zu einer Yoga-Form entwickelte, verkörpert dieses östliche (sowohl buddhistische als auch hinduistische) Ideal. Beim Tantra steht nicht die sexuelle Befriedigung im Mittelpunkt, sondern der Einsatz sexueller Energie zur Erzeugung einer spirituellen Erfahrung. Tantrischer Sex setzt traditionelle Rituale und spezifische Sexstellungen ein, um den Praktizierenden zu mystischer Vereinigung zu verhelfen. Menschen, die Tantra praktizieren, glauben an die Kombination von Entspannung mit einem Höchststand sexueller Erregung. Sexuelle Energie wird durch sie über einen längeren Zeitraum hinweg immer wieder in Umlauf gesetzt. Das Ergebnis können lang anhaltende Höhepunkte sein, die sich nicht nur auf den genitalen Bereich beschränken.

Doch wie dies bei den meisten Dingen der Fall ist, die wir aus fernen Ländern und Kulturen importieren, sind einige grundsätzliche Informationen in Bezug auf das Tantra beim Import verloren gegangen. Aus diesem Grund gibt es so viele Missverständnisse über das Tantra. So glauben manche, es sei eine Art »nacktes Yoga«, bei der die Beteiligten Sex haben; während andere glauben, es handle sich lediglich um eine Form der sexuellen Massage.

Tantra ist in Wirklichkeit eine spirituelle Übung und ein Pfad zur Erleuchtung. Seine Bewegungen und Stellungen basieren auf den Yoga-Grundsätzen der Körperausrichtung und der Atemübungen zur Reinigung von Körper, Geist und Seele. Das Gesamtziel liegt in der Erzielung einer höheren Bewusstseinsebene und in der Verbindung mit dem Universum oder Gott durch die sexuelle Vereinigung. Mit dem Partner praktiziertes Tantra wird zu einer spirituellen Übung, in der zwischen beiden Beteiligten eine so starke Bindung entsteht, dass sie eins werden und dem Wesen des Lebens näher kommen.

Geheimtipp aus Lous Archiv

In der chinesischen Kultur ist sexuelle Energie oder »Ching-Chi« einer der offensichtlichsten und stärksten Arten bioelektrischer Energie. Mantak Chia zufolge gilt das, was wir im Westen als Erregung oder Geilheit bezeichnen, im taoistischen Denken als Erzeugung sexueller Energie.

Menschen, die das Tantra erlernen, schärfen dabei ihre Sinne fein, sodass sie eins mit dem Universum und dem Partner werden. Der Austausch von Körperflüssigkeiten zwischen Mann und Frau spielt bei diesem Prozess eine wichtige Rolle. Drei bestimmte Arten sexueller Ausscheidungen oder »Elixiere« werden von der Frau produziert – von Brüsten, Mund und Yoni (Scheide). Die Aufnahme dieser Elixiere durch den Mann ist spirituell nährend und kompensiert bei ihm den Verlust des Samens, den er der Frau gibt. In tantrischen Praktiken wird der Mann zu Shiva (dem göttlichen Willen), der sich in der kreativen Vereinigung mit Shakti (reine Energie) manifestiert. Die Frau wird zu Shakti und verkörpert die fundamentalen geheimen Kräfte, die das Universum lenken.
Der Orgasmus wird dabei nur in körperlicher Hinsicht ver-

standen: als höchst angenehme explosionsartige Erfahrung mit
Kontraktionen der Beckenmuskeln, die oft aus der Stimulation
der Genitalien resultieren. Wie ich in den vorhergehenden Kapiteln bereits erläutert habe, muss man nicht unbedingt genital
stimuliert werden, um einen Orgasmus zu erleben. Und genau
wie die Genitalien die Quellen des Orgasmus nicht einschränken sollten, sollte auch Ihr Körper Ihre Orgasmuserfahrung
nicht einschränken. Voraussetzung für den Eintritt in dieses
spirituelle Reich sind die Bereitschaft und der Wille, Einstellungen aufzugeben, die den Betroffenen zurückhalten und be-
grenzen könnten. Ich kann Ihnen versprechen, dass dies viel
einfacher ist, als es auf den ersten Blick scheint.

Wenn Sie Sex als spirituelle Aktivität betrachten, wird der
Orgasmus zum Austausch von Energie zwischen zwei Liebenden. Dieser Austausch erzeugt eine andere Form von Energie,
die Sie und Ihre Erfahrung verwandeln kann, sodass Sie sich
mit Ihrem Partner eins fühlen. Auf der körperlichen Ebene
wird bei den meisten der tantrischen Praktiken gefordert, dass
der Mann seine Ejakulation kontrolliert und so das Vergnügen
für seine Partnerin und sich selbst verlängert und erhöht. Wenn
Sex »hastig« ist, können Mann und Frau keine sexuelle Energie austauschen und keine Harmonie erzielen; möglicherweise
berauben sie sich gegenseitig sogar ihrer Energie.

Meditation und Atemtechniken dienen dem Mann zur Kontrolle und Verlängerung der Erregungsperiode, sodass der Penis fast eine Stunde lang erigiert bleibt. Ich finde, das ist eine
Technik, die es sich zu lernen lohnt!

Von diesen allgemeinen Voraussetzungen ausgehend, stehen
dem Paar viele verschiedene Positionen offen, mit denen es den
Energiefluss untereinander lenken kann. Ich werde diese Positionen später näher erläutern. Zudem ist es wichtig, den Blickkontakt aufrechtzuerhalten und die Atmung aufeinander ab-
zustimmen, um die Verbundenheit mit dem Partner noch wei-

ter zu erhöhen. Wie Sie sich vorstellen können, ist dies ein sehr subtiler Prozess, für den beide Beteiligten in einer ruhigen, entspannten Stimmung sein müssen.

Meiner Meinung nach ist vieles am Tantra wunderbar und ganz einfach praktisch. Ich möchte Ihnen hier das meiner Meinung nach Beste kurz vorstellen. Ich beschränke diese Darstellung auf das Wesentliche und möchte eine allzu philosophische Sprache vermeiden, ohne (wie ich hoffe) das spirituelle Wesen des Tantra dadurch zu verlieren. Mir geht es vor allem darum, Ihnen praktische Tipps für Ihr Sexleben zu geben, die Sie zum Ausprobieren anregen.

Historisches und Amüsantes

Auf altindischen Tempelwänden kann man Darstellungen von außergewöhnlichen und komplizierten Sexstellungen finden. Diese Positionen wurden von tantrischen heiligen Frauen kreiert und ausgeführt, die von Kindheit an in der Kunst der Liebe ausgebildet wurden. Für Tantriker aus westlichen Ländern, die nicht über ein solches Training verfügen, sind diese komplexen Positionen schwierig und nicht besonders bequem.

Auch wenn das klassische Tantra eine Yogapraktik ist, müssen Sie nicht erst zum Yogi werden, um die Bewegungen und Übungen nachmachen zu können. Wenn Sie neuen Ideen gegenüber offen sind, werden Sie garantiert etwas über sich selbst, Ihren Körper und darüber lernen, wie Sie den Lustquotienten für sich selbst und Ihren Partner erhöhen können.

Lous praktischer Leitfaden für spirituellen Sex

Ganz unabhängig davon, welcher Philosophie oder Religion Sie anhängen, können Sie die zu Grunde liegenden Konzepte und Praktiken von spirituellem Sex nutzen. Dazu brauchen Sie nur die richtige Einstellung. Wie ich oben bereits erwähnt habe, besteht diese »richtige Einstellung« in der Offenheit und der Bereitschaft, die *Möglichkeit* von spirituellem Sex zu akzeptieren. Bevor ich auf die Techniken und Positionen eingehe, möchte ich daher die Grundsätze darstellen, die es Ihnen ermöglichen, einen erweiterten Bewusstseinszustand und die entsprechenden Empfindungen zu erreichen.

1. Sie und Ihr Partner oder Ihre Partnerin müssen dieselbe Absicht verfolgen. Da es hier eher um eine Verbindung von Geist und Körper geht, sollten beide Partner mit ihrer sexuellen Verbindung idealerweise das gleiche Ziel verfolgen. Andernfalls können keine Energien zwischen Ihnen fließen.
2. Akzeptieren Sie Ihre Verletzlichkeit. Tantra-Sex macht Frauen und Männer emotional aufnahmefähiger, da eine eher passive, empfangende Haltung angestrebt wird. Dies trifft besonders auf die Aufgabe des Mannes zu, seine Partnerin zu ermutigen und ihr etwas zu geben.
3. Nehmen Sie sich genug Zeit, in der Sie nicht gestört werden können. Eine beruhigende, einladende Umgebung ist für die Verbindung zwischen Geist und Sex besonders wichtig.
4. Wie bei jeder neuen Aktivität dauert es einige Zeit, bis Sie sie ganz beherrschen. Menschen, die sich emotional bereits wohl und sicher fühlen, können Tantra möglicherweise über Nacht erlernen. Bei anderen kann es eine Weile dauern, wobei Selbstvertrauen und Unterstützung durch den Partner erforderlich sind.

5. Denken Sie an das Ziel von spirituellem Sex: Es geht um die
   geistige Verbindung mit Ihrem Partner, nicht um sexuelle
   Leistung. Wenn Ihre einzige Motivation für das Studium
   dieser Philosophien darin liegt, möglichst schnell möglichst
   viele Höhepunkte zu bekommen, verfehlen Sie das eigentliche Ziel!

Tantra ist leichter *getan als gesagt*. Anders ausgedrückt: Vielleicht klingt die Sprache des Tantra in Ihren Ohren fremd und
unverständlich, doch die eigentlichen Positionen und Techniken sind recht einfach. Auch die Vorteile des Tantra sind sehr
real und korrekt.

Frauen können
- lernen, wie man schneller und vollständiger erregt werden
  kann,
- erfahren, wie ein Ganzkörperorgasmus durch den Geschlechtsverkehr erlebt werden kann.

Männer können
- lernen, die Ejakulation im Zustand hoher Erregung zu kontrollieren,
- erfahren, wie sie einen Ganzkörperorgasmus ohne Ejakulation erleben können,
- und ihr volles orgasmisches Potenzial erleben, wie es die Abbildung auf Seite 218 zeigt.

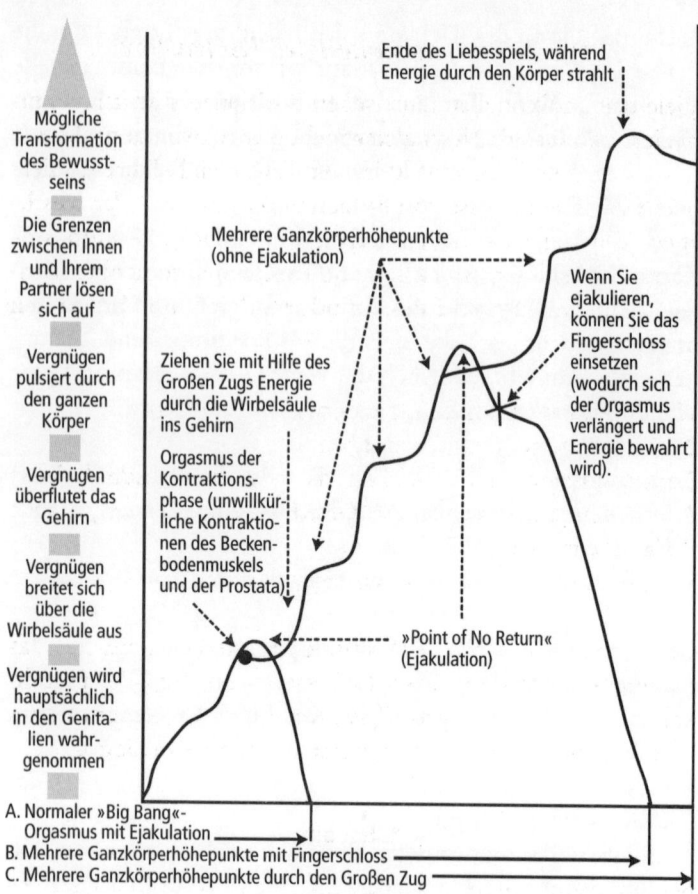

Mögliche Transformation des Bewusstseins

Die Grenzen zwischen Ihnen und Ihrem Partner lösen sich auf

Vergnügen pulsiert durch den ganzen Körper

Vergnügen überflutet das Gehirn

Vergnügen breitet sich über die Wirbelsäule aus

Vergnügen wird hauptsächlich in den Genitalien wahrgenommen

Ende des Liebesspiels, während Energie durch den Körper strahlt

Mehrere Ganzkörperhöhepunkte (ohne Ejakulation)

Wenn Sie ejakulieren, können Sie das Fingerschloss einsetzen (wodurch sich der Orgasmus verlängert und Energie bewahrt wird).

Ziehen Sie mit Hilfe des Großen Zugs Energie durch die Wirbelsäule ins Gehirn

Orgasmus der Kontraktionsphase (unwillkürliche Kontraktionen des Beckenbodenmuskels und der Prostata)

»Point of No Return« (Ejakulation)

A. Normaler »Big Bang«-Orgasmus mit Ejakulation
B. Mehrere Ganzkörperhöhepunkte mit Fingerschloss
C. Mehrere Ganzkörperhöhepunkte durch den Großen Zug

Das orgasmische Potenzial des Mannes

Statt den normalen, von der Ejakulation begleiteten »Big Bang«-Orgasmus zu erleben (A), können Sie mit sexuellem Kung Fu Ihre Energie während der Kontraktionsphase (kurz vor der Ejakulation) hochziehen und mehrere Ganzkörperhöhepunkte erleben. Wenn Sie ejakulieren, können Sie das Fingerschloss einsetzen, was den Orgasmus verlängert und Energie bewahrt (B). Wenn Sie die Ejakulation vermeiden, können Sie den Großen Zug einsetzen und das Liebesspiel beenden, während Energie durch den ganzen Körper ausstrahlt (C).

Die Grundpositionen des Tantra-Sex

Viele der traditionellen tantrischen Positionen sind sehr kompliziert und für uns Normalsterbliche nur schwer zu praktizieren. Charles und Caroline Muir, die Tantra viele Jahre studiert und an die Bedürfnisse von Frauen und Männer in der westlichen Welt angepasst haben, haben fünf einfache Grundpositionen für diejenigen entwickelt, die Tantra ausprobieren möchten. Bei diesen fünf Positionen sind Hunderte von Variationen möglich.

1. Yab Yum, eine Position, die es nur im Tantra gibt
2. Horizontal mit dem Mann oben
3. Horizontal mit der Frau oben (die »Herabstoßende Shakti«)
4. Nebeneinander, wobei die Gesichter einander zugewandt sind (Schere)
5. Mann hinter der Frau (»Den Tiger durchbohren«)

Ganz gleich, für wie viele Positionen Sie sich entscheiden, das Hauptcredo des spirituellen Liebesspiels gilt für alle: Es geht um das Verschmelzen von Geist, Körper und Seele, um tiefste Verbundenheit – und nicht nur um sexuelle Befriedigung.

Yab Yum

Bei *Yab Yum* ist die Wirbelsäule an der Schwerkraft ausgerichtet, die dabei hilft, Energie in die höheren »Chakras« (Energiezentren) zu ziehen und die Zirbel- und Hirnanhangdrüse zu stimulieren, was äußerst wichtig ist, damit es zur Erleuchtung kommen kann. Die Partner sitzen aufrecht da und haben einander das Gesicht zugewandt. Die Frau sitzt breitbeinig auf dem Mann, der seine Beine im Schneidersitz verschränkt hat und ihr Gewicht auf seinen Oberschenkeln abstützt. Ihre Beine

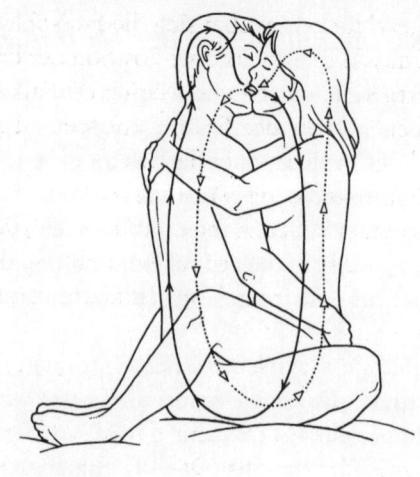

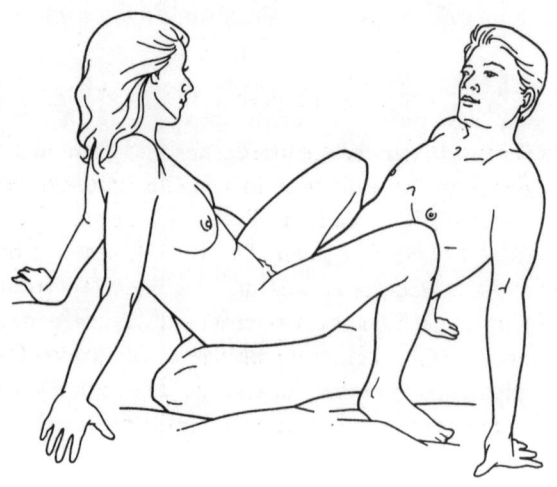

Yab Yum

sind um ihn geschlungen, wobei sich die Fußsohlen berühren. Beachten Sie, dass die leicht erhöhte Position der Frau die Chakras ihres Partners in einer Linie ausrichtet. Falls notwendig, kann unter den Hüften der Frau ein Kissen liegen, um die Oberschenkel des Mannes zu entlasten.

Nach Margot Anand ist die » Yab Yum«-Position »die höchste Form der tantrischen Vereinigung«. Bei ihr ermöglicht die Position von Mann und Frau die genaue Ausrichtung der Chakras, sodass die Energie leichter nach oben und unten und durch die Partner hindurchfließen kann.

Bevor Sie mit der tantrischen Praxis beginnen, könnten Sie eine entspanntere Ausgangsposition wie in der unteren Zeichnung auf Seite 220 dargestellt, einnehmen. So können Sie feststellen, was für Sie bequem ist. Dann beginnen Sie mit kleinen wiegenden Bewegungen des Beckens, um langsam Empfindungen aufzubauen, bevor sie zu der stärker verbundenen Position (Seite 220, oben) übergehen.

Horizontal mit dem Mann oben

Den Taoisten zufolge »respektiert« die horizontale Position (bei der der Mann sich oben befindet) »die angeborene Natur der Frau – ihre Eigenschaften Wasser, Kühle und langsamer Rhythmus (siehe Seite 222 oben). Die Stellung ermöglicht es der Frau, zunächst passiv zu sein, damit sie sich entfalten, empfangen, öffnen und sich langsam vom Wasser zum Feuer hin verändern kann.« Wenn die Zungenspitze dabei an den Gaumen gehalten wird, wird der Energiekreis geschlossen. Die Illustration auf Seite 222 unten verdeutlicht die Betonung von Drücken und Ziehen.

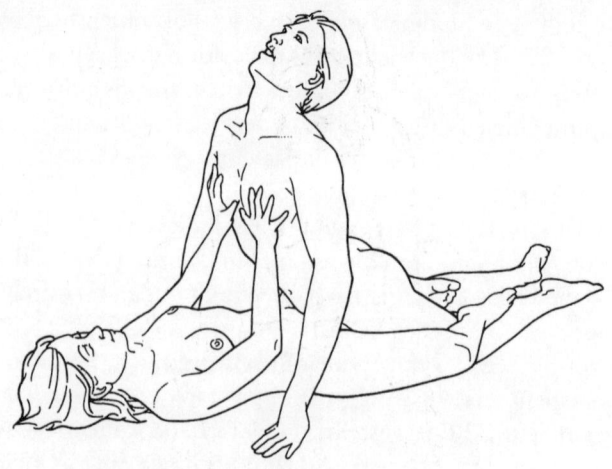

Der Mann oben, mit der Zunge am Gaumen.

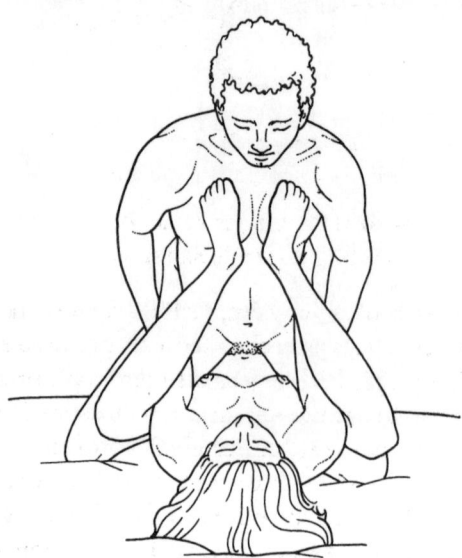

Drücken und ziehen

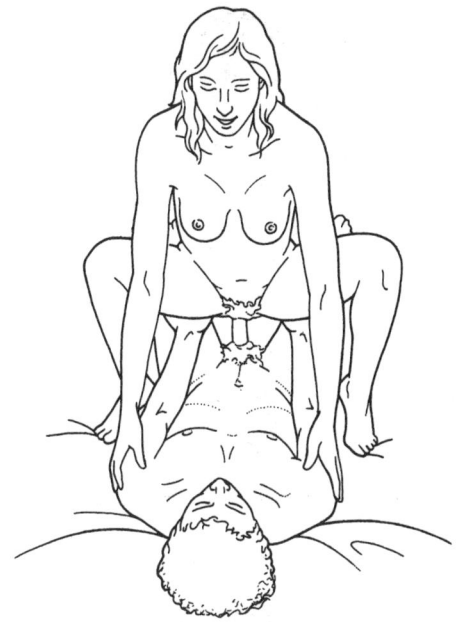

Herabstoßende Shakti

Horizontal mit der Frau oben
(»Herabstoßende Shakti«)

Wenn die Frau sich oben befindet, verfügt sie über die Macht, während der Mann sich zurückhalten und entspannen kann. Er kann seine Energie leichter kanalisieren und durch seinen Körper hinauf zur Frau zirkulieren lassen. Die erste Zeichnung (siehe oben) zeigt die Frau in der idealen Position, um ihre Pompoir-Kraft (siehe Kegelübung) auf ihrem Partner zu initiieren. Wie ich noch erläutern werde, ist dies für die Welle der Wonne wesentlich. Die zweite dargestellte Variation auf Seite 224 zeigt, wie die Energie dabei durch das Paar zirkuliert.

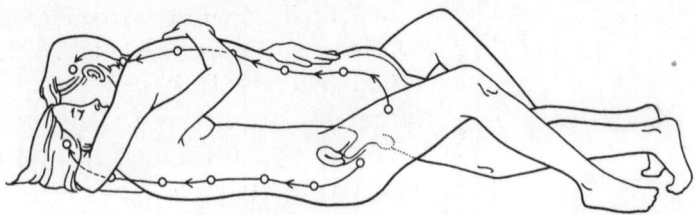

Zirkulierende sexuelle Energie

Nebeneinander, die Gesichter einander zugewandt, schließt und erhält das Paar die Energiekreisläufe aufrecht, indem während der Penetration beide die Füße des Partners in die Hand nehmen.

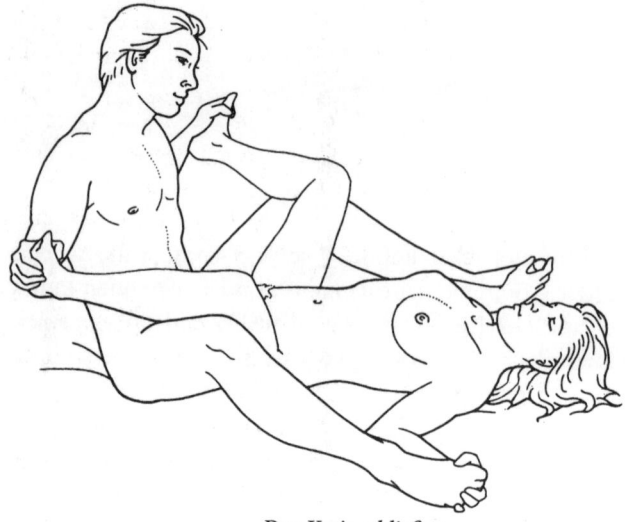

Den Kreis schließen

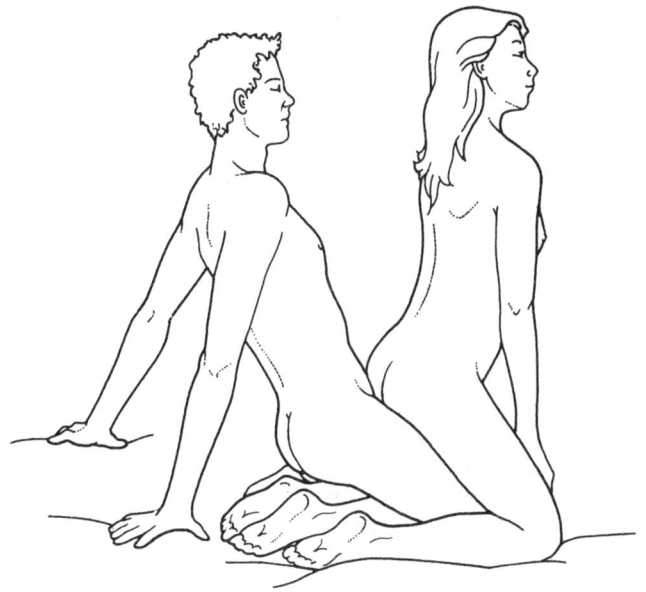

Den Tiger durchbohren

Der Mann hinter der Frau
(»Den Tiger durchbohren«)

Wenn sich der Mann hinter der Frau befindet, kann die Frau den Scheidengang mit dem Beckenbodenmuskel verengen (auf diesen Muskel wirken die Kegelübungen), um das Gefühl für beide zu erhöhen. Die Verengung zwischen ihren Oberschenkeln ist gut, wenn der Mann einen langen Penis und sie eine kurze Scheide hat.

Die Techniken

Wie Dr. Kenneth Ray Stubbs in seinem Buch *The Essential Tantra* erläutert, lässt sich Tantra in drei wesentliche Faktoren unterteilen, die Ihre Praktiken bestimmen sollten:

- *Zeit:* In der Gegenwart sein und zukünftige Erwartungen loslassen.
- *Kontakt:* Den Kontakt zum Partner die ganze Zeit über aufrechterhalten.
- *Fluss:* Ein natürliches Fließen von einer Bewegung zur nächsten, von einem Augenblick der Stille und Konzentration zum nächsten.

Wenn Sie an diese drei Punkte denken, erhöht sich die Chance, mit dem Partner einen spirituellen oder ekstatischen Zustand zu erreichen. Es folgen einige Überlegungen, die Sie anstellen sollten, bevor Sie sich für eine Position entscheiden. Diese Schritte sind aus *The Tao of Sexology* von Stephen Chang entnommen:

1. Um mit dem Partner besser zu harmonieren und sich gemeinsam zu entspannen, werden gleiche Körperteile zusammengeführt: Lippen an Lippen, Hände an Hände, Genitalien an Genitalien.
2. Um einander zu stimulieren und zu erregen, werden unähnliche Teile zusammengeführt: Lippen an Ohren, Mund an Genitalien, Genitalien an After.
3. Die Person, die die meisten Bewegungen ausführt (meistens ist dies die Person, die sich oben befindet), gibt dem Partner die meiste Energie. Die Person unten kann sich ebenfalls bewegen, um die Bewegung der Person oben zu ergänzen. Auf diese Weise wird die sexuelle Energie schneller vermehrt und ausgetauscht.

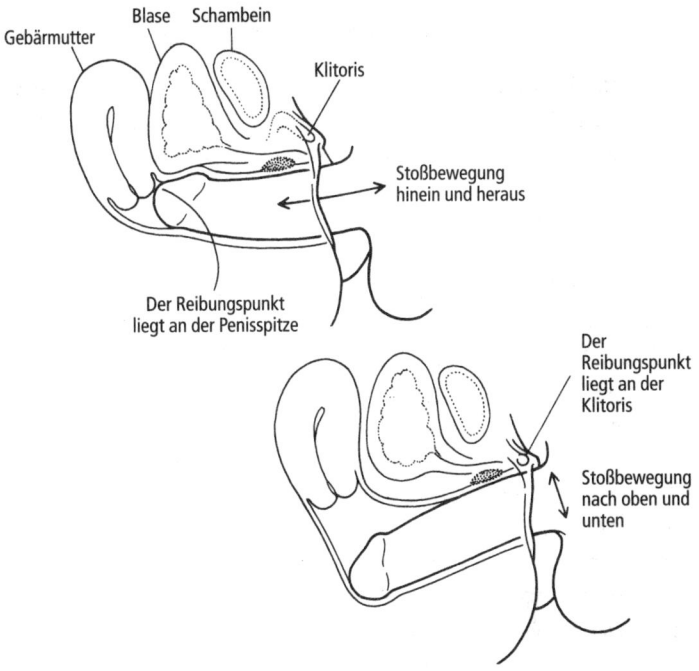

Geheimtipp aus Lous Archiv

Laut Charles und Caroline Muir ist der »potente Kuss« eine tantrische Technik, bei der eine energetische Verbindung zwischen dem Tal der weiblichen Oberlippe und ihrer Klitoris hergestellt wird. »Der Partner saugt sanft an ihrer Oberlippe, wobei er Zunge und Lippen einsetzt, um an ihrem Lippenbändchen zu saugen, das von der Innenseite der Oberlippe bis zu dem Punkt am Kiefer direkt über den beiden Vorderzähnen verläuft. Während er an ihrer Oberlippe saugt, tut sie das Gleiche an seiner Unterlippe und stellt sich den subtilen Kanal vor, der sich von ihrem Lippenbändchen zu ihrer Klitoris erstreckt. Wenn sich dieser Kanal als Leitung für sexuelle Energie öffnet, kann die Frau allein durch den Kuss eine tiefe Klitorisstimulation – und sogar einen Orgasmus – erleben.

Wenn das Paar die Strömung des jeweiligen Liebesaktes festgelegt hat (sie kann entweder entspannend oder erregend sein), kann es verschiedene Techniken ausprobieren. Im Großen und Ganzen geht es beim Geschlechtsverkehr auf tantrische Art um eine Veränderung der Einstellung: offen und entspannt auf einer sehr tiefen und subtilen Ebene Fühlung aufnehmen.

Bezogen auf das, *was* Sie tun, ändert sich dabei eigentlich nicht so viel. Die Veränderung liegt darin, dass Sie es bewusster tun. So ist die Stoßbewegung hinein und heraus, bei der der Penis tiefer in die Frau eindringt, der vitalere Stil. Sie können ihn ruhiger und sanfter gestalten, indem Sie die Stoßbewegung verlangsamen. Die Stoßbewegung nach oben und unten ist eher für die langsame, entspannte Stimmung geeignet, da der Mann recht nah bei der Frau bleiben muss, um den konstanten stimulierenden Kontakt mit dem Klitorisbereich aufrechtzuerhalten. Denken Sie daran, wenn Sie die verschiedenen unten beschriebenen Techniken durchführen. Die Abbildungen auf Seite 227 zeigen die verschiedenen Techniken, mit denen Sie den Stimulationsbereich gezielt verändern können.

Kabazzah

Kabazzah, auch als »Pompoir« (bei den Franzosen), »schwebender Schmetterling« (im Fernen Osten), »Kegelübungen« (in der angelsächsischen Welt) und »Schnappende Muschi« (für jene, die es rustikaler mögen) bekannt, bezieht sich auf die östliche Technik, bei der der männliche Partner passiv ist und die Frau nur die Bauch- und Scheidenmuskeln zusammenzieht, um seinen Penis zu »melken«. Dies ist im Grunde die praktische Anwendung dessen, was ich zuvor als Kegelübung für das Beckenbodentraining beschrieben habe. Die Bewegung geht hier jedoch über die Kräftigung der Beckenbodenmuskulatur hinaus und wird zu einer Technik, mit der die Frau den männli-

Die Füße der Frau ruhen auf seinen Schultern

Die Frau in Reiterposition

Von hinten

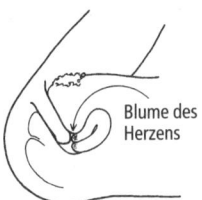

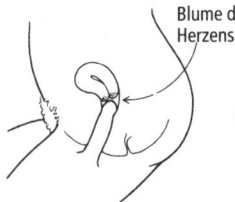

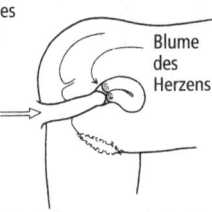

Am tiefsten – stimuliert den Muttermundbereich

Die Frau bewegt sich auf und ab – am tiefsten, Muttermund

Am tiefsten – gerade hinein

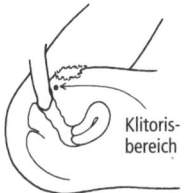

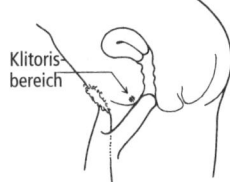

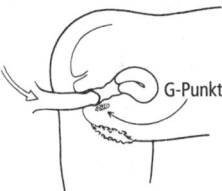

Der Mann auf Zehenspitzen – stimuliert die Klitoris

Die Frau lehnt sich vor – Klitorisbereich

Der Mann auf Zehenspitzen – flacher G-Punkt

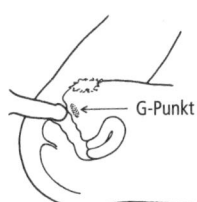

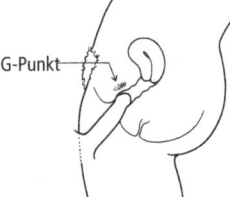

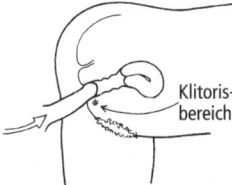

Der Mann hockend – stimuliert den G-Punkt an der Vorderwand

Die Frau lehnt sich zurück, Auf- und Abbewegungen – G-Punkt

Der Mann hockend – flache Stoßbewegung – Klitorisbereich

chen Penis stimulieren kann, der sich in ihrer Scheide befindet.

Während die Frau ihre Muskeln spielen lässt, sollten beide Partner versuchen, sich zu entspannen und die Gefühle der Vereinigung zu genießen. Denken Sie daran, dass es sich um ein langsame, subtile Empfindung handelt. Je stärker Sie auf die innere Bewegung eingestimmt sind, desto besser können sich lustvolle Empfindungen aufbauen.

Der Große Zug

Diese Technik stammt aus einem Zweig der chinesischen Medizin, der gerne als »sexuelles Kung Fu« bezeichnet wird. Das Ziel besteht in der Steigerung des orgasmischen Potenzials. Dieser Prozess muss langsam erlernt und geübt werden, und Sie sollten sich nicht entmutigen lassen, wenn Sie sich zu Anfang dabei gehemmt oder unwohl fühlen. Glauben Sie mir – die Resultate sind sowohl für die Frau als auch für den Mann sehr angenehm.

Beim Großen Zug hält der Mann mit seinen Stoßbewegungen inne, wenn er spürt, dass ein Orgasmus kurz bevorsteht. Wenn er fühlt, dass er gleich kommt, zieht er den Penis bis auf wenige Zentimeter aus der weiblichen Scheide heraus.

Wesentlicher Effekt dieser Bewegung ist die Änderung der Stoßtiefe. Der Mann zieht den Penis nicht ganz aus der Scheide heraus, sodass nach seiner starken, tiefen Penetration ein vakuumartiges Gefühl bestehen bleibt. Der Name dieser Technik bezieht sich auf die Fähigkeit des Mannes, Energie durch seinen Körper hinaufzuziehen und sie zur Stärkung seiner Beckenbodenmuskeln einzusetzen, sodass er das Ausstoßen des Samens kontrollieren kann, wenn er sich dazu entscheidet. Zur Optimierung dieser Technik kann er den »Drei-Finger-Zug« einsetzen: Dabei übt der Mann (oder seine Partnerin) Druck auf den mittleren Bereich des Perineums aus, um die Ejakulation zu un-

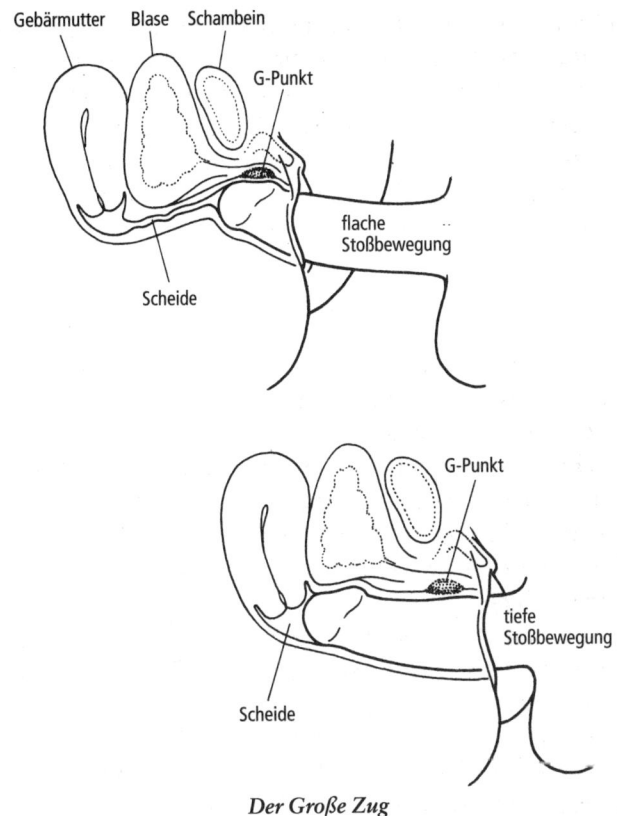

Der Große Zug

terbinden. Dies hilft dem Mann, sich mit dem Gefühl der Ejakulationskontrolle vertraut zu machen und ein genaues Timing
zu erlernen. Wenn seine Partnerin sich daran beteiligt, kann
dies zu einem gemeinsamen, sehr intimen Augenblick werden.

Das Ziel dieser Technik ist in der Abbildung oben verdeutlicht. Sie zeigt, wie das orgasmische Potenzial mit dem »Großen
Zug« maximiert werden kann.

Welle der Wonne

Die »Welle der Wonne« ist eine erstaunliche Technik, die ein Paar auf einer äußerst intensiven, spirituellen Ebene zusammenführen kann. Es ist Margot Anands Lieblingstechnik in der Yab Yum-Position, und ich habe ihre wunderbare Beschreibung wegen ihrer Klarheit und Einfachheit übernommen. Beide Partner brauchen ein stützendes Kissen. Die Technik besteht aus sieben Schritten:

1. Wiegen mit dem Becken

Knien Sie sich einander gegenüber auf die Kissen, ohne sich zu berühren. Nehmen Sie langsam eine sitzende Position ein, in der Sie die Beine bequem kreuzen. Schließen Sie die Augen und konzentrieren Sie sich auf das, was in Ihrem Körperinnern und in Ihrem Herzen vorgeht. Beginnen Sie, das Becken vor- und zurückzuwiegen, aufeinander zu und voneinander weg, wobei die Genitalien und der After leicht über die Kissen streichen. Tun Sie dies etwa fünf Minuten lang und achten Sie auf das zunehmende Gefühl in Ihren Genitalien.

2. Erregung kultivieren

In derselben Position fahren Sie mit geschlossenen Augen mit den wiegenden Beckenbewegungen fort und steigern die Empfindungen in Ihren Genitalien, indem Sie die Beckenbodenmuskeln anspannen (die von mir in Kapitel acht beschriebene Kegelübung). Wenn Sie sich nach hinten bewegen, spannen Sie die Genitalmuskeln an; bei der Bewegung nach vorn entspannen Sie sich. Sie erzeugen auf diese Weise einen sinnlichen Rhythmus, der die Stimulation weiter steigert. Möglicherweise spüren Sie Wärme und ein Kribbeln in Genitalien und Becken.

3. Die innere Flöte gemeinsam öffnen

Jetzt sind Sie »warm« und bereit, die Augen zu öffnen und einander anzusehen. Versuchen Sie, die wiegenden Bewegungen synchron auszuführen. Ziehen Sie weiterhin die Beckenbodenmuskeln an und achten Sie bewusst auf die genitalen Empfindungen. Es ist wichtig, Blickkontakt zu erhalten, damit die Verbindung bestehen bleibt und sich vertieft.

Wenn Sie das Becken wiegend nach hinten bewegen und die Beckenmuskeln anspannen, atmen Sie tief ein und stellen sich vor, dass Sie die sexuelle Energie nach oben und durch den oberen Bereich des Kopfes hinausziehen. Wenn Sie das Becken nach vorne bewegen, entspannen Sie die genitalen Muskeln und atmen aus, wobei Sie sich vorstellen, dass sich die sexuelle Energie zurück durch Ihren Körper und durch die Genitalien hinausbewegt.

Bleiben Sie aufeinander eingestimmt, während Sie atmen. Schauen Sie einander in die Augen, bleiben Sie entspannt und synchronisieren Sie langsam Ihren Rhythmus. Wechseln Sie von einem schnellen zu einem langsamen Rhythmus und umgekehrt; spielen Sie mit der Geschwindigkeit. Obwohl sich Ihre Lippen nicht berühren, stellen Sie sich vor, dass Sie einander durch Ihren Atem küssen.

4. Die spielerische Welle

Für diesen Schritt ist dynamische Tanzmusik erforderlich. Dazu eignet sich jede beliebige Musik, die einen beschwingten, spielerischen Rhythmus hat.

Halten Sie den Blickkontakt aufrecht, bleiben Sie auf Ihren Kissen sitzen und schalten Sie die Musik ein. Greifen Sie langsam nach den Händen des Partners, wobei sich die Handflächen spielerisch berühren. Folgen Sie dabei der Musik, so, als würden Ihre Hände tanzen. Jetzt bringen Sie beide den ganzen Körper in den Tanz ein, indem Sie die Arme, den

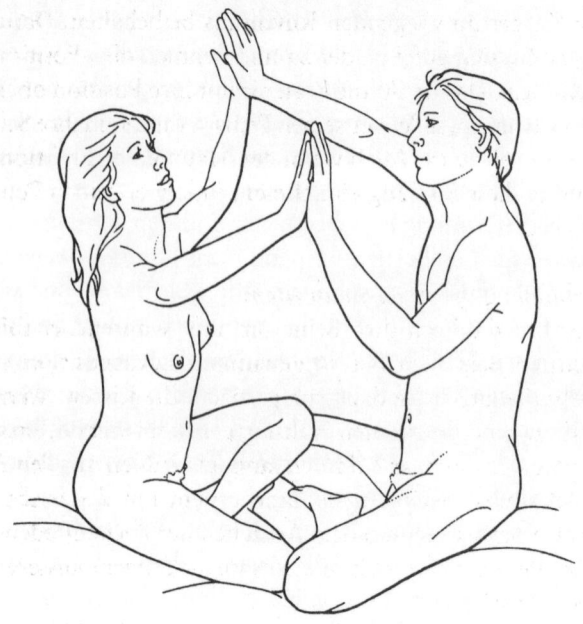

Die spielerische Welle

Oberkörper und das Becken bewegen. Ihr Körper bewegt
sich im Einklang mit der Musik und Ihr Atem trägt die
fließenden Bewegungen. Achten Sie darauf, welcher Partner
die Führung übernimmt und wer ihr folgt, wer drückt und
wer nachgibt. Dann tauschen Sie die Rollen, um den Unterschied zu erspüren.

Margot Anand schlägt vor, Massageöl bei diesem Tanz zu
benutzen und einander sanft zu massieren, wobei die Hände
über die Haut des Partners gleiten. Wenn Sie dazu bereit sind,
ölen Sie gegenseitig Ihre Genitalien ein und streicheln Sie
sich, während Sie die langsame, wellenförmige Bewegung

der Körper im wiegenden Rhythmus beibehalten. Dann bewegen Sie sich aufeinander zu und nehmen die »Position der Welle« ein. Das heißt, die Frau nimmt ihre Position oben auf dem Mann ein, indem er seinen Penis (»vajra«) in ihre Scheide (»yoni«) einführt. Auch wenn der Mann keine Erektion hat, kann er diese Stellung einnehmen, indem er seinen Penis an sie drückt.

5. Verbindung durch Atem an Atem

Jetzt legt die Frau ihre Beine um ihn, während er mit gekreuzten Beinen in der so genannten Lotusposition sitzen bleibt. Benutzen Sie dazu ruhig wieder die Kissen. Wenn Sie beide zu einer bequemen Haltung gefunden haben, entspannen Sie sich ein paar Minuten lang und fühlen nur den Atem des Partners. Beginnen sie dann erneut mit der leicht wiegenden Bewegung und dem Anziehen der Beckenbodenmuskeln. Bewegen Sie sich gemeinsam und harmonisieren Sie Ihren Rhythmus.

Wenn Sie bereit sind, küssen Sie sich, wobei Sie sich vorstellen, dass Sie den Atem mit Ihrem Partner austauschen.

6. Sich dem inneren Licht öffnen

Jetzt werden Sie und Ihr Partner immer stärker erregt und nähern sich dem Orgasmus. Margot Anand sagt: »Dieser Schritt ist der Schlüssel, um die orgasmische Energie von den Genitalien wegzubewegen und sie in eine ganzheitliche ekstatische und meditative Erfahrung umzuwandeln.« Küssen Sie sich weiter und tauschen Sie Ihren Atem aus. Schließen Sie die Augen und lassen Sie die Augen leicht nach oben rollen. Konzentrieren Sie den Blick hinter dem geschlossenen Lid auf das »Dritte Auge«, jenen Bereich in der Mitte der Stirn zwischen den Augen. Tantriker glauben, dass dies der Sitz des Seelenbewusstseins ist. Ziehen Sie die Empfindungen aus dem Genitalbereich hinauf in Richtung dieses Punkts. Stellen Sie sich vor, wie die Empfindungen aus dem Genitalbereich durch Ihr Becken, den Bauch, die Kehle, zu Ihrem Dritten Auge hinaufströmen. Wenn Sie am Dritten Auge angekommen sind, halten Sie den Atem an und ziehen die Genitalmuskeln weiter an. Versuchen Sie jetzt, den übrigen Körper zu entspannen.

Nach einer Weile, so Anand, »können Sie das Gefühl einer Lichtexplosion wie eine Sternschnuppe oder ein Feuerwerk erleben«. Die ganze Zeit über küssen Sie sich weiter und tauschen Ihren Atem aus. Während Sie einatmen, atmet Ihr Partner aus. Tun Sie dies sehr langsam und bewusst, indem Sie *Ihren* Atem anhalten, um *Ihren* Rhythmus zu verlangsamen und die Kontrolle der Energie zu betonen. Setzen Sie diese Übung mehrere Minuten lang fort. Wenn Sie aufhören wollen, verschieben Sie die Konzentration und die Energie vom Dritten Auge wieder nach unten auf die Genitalien.

7. *Der unendliche Zyklus*

Bei diesem letzten Schritt bleiben Sie ineinander verschlungen und setzen die gemeinsame Atmung fort. Wenn die Frau einatmet und dann in den Mund des Partners ausatmet, konzentriert sie sich darauf, die Energie aus ihren Genitalien durch ihren Körper hinauf in den Partner hineinzubewegen. Der Mann empfängt ihren Atem (wenn er einatmet) und bewegt die Energie durch seinen Körper, aus seinem »vajra« (Penis) hinaus und in die »yoni« (Scheide) der Partnerin hinein. Es ist eine fließende, rhythmische Bewegung, die sich von Schritt 6 dadurch unterscheidet, dass der Atem nicht angehalten wird.

Die Intensität dieses letzten Schritts kann zum Orgasmus führen, wenn einer von beiden oder beide dieses Vergnügen

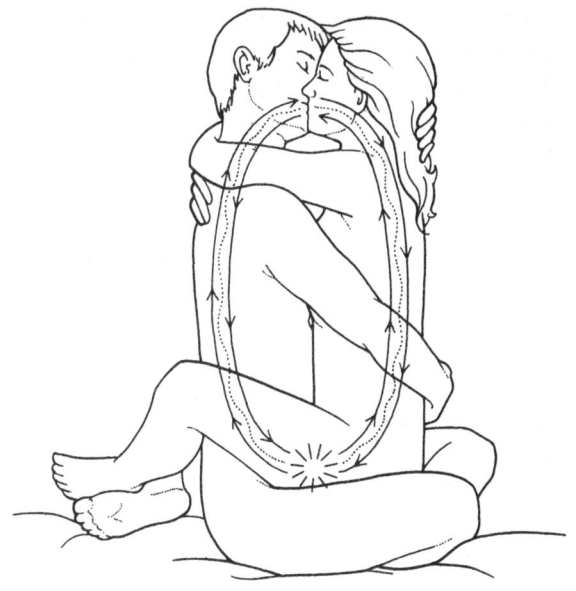

Der unendliche Zyklus

miteinander teilen wollen. Sie können aber auch einfach die Welle der Wonne genießen, die durch die wiegenden Bewegungen, die Atmung, das Küssen und den reinen Rhythmus der Empfindung geschaffen wird.

Der tantrische Orgasmus

Sie haben sicher schon lange darauf gewartet, und jetzt ist der Zeitpunkt gekommen: Es folgt die schrittweise Beschreibung, wie man den ultimativen Orgasmus im Stil des Tantra erzielen kann. Ich habe diese Beschreibung dem Buch *Sexual Energy*

Ecstasy von David Ramsdale entlehnt. Der Weg zum Orgasmus beginnt mit Mann und Frau in der Yab Yum-Position, wobei der Mann die Frau penetriert.

1. Die Frau zieht die Beckenbodenmuskeln an, während der Mann ruhig bleibt und sein Becken nicht bewegt.

2. Sie zieht nur die Beckenbodenmuskeln an, Hüften und Becken bewegen sich nicht.

3. Sie können einander streicheln, sich küssen und sich in die Augen sehen, bleiben aber unterhalb der Hüften bewegungslos.

4. Denken Sie daran, dass die Frau bei dieser Übung die Handelnde oder Energiegebende ist, während der Mann der Empfangende ist und daher eine eher passive Rolle hat.

5. Halten Sie einen ruhigen, entspannten Geistes- und Körperzustand aufrecht.

6. Der Mann reagiert auf das genitale Drücken seines Penis durch die Frau. Sie beide werden durch die genitalen Empfindungen stark erregt.

7. Nach einer Weile kann diese Stimulation sehr intensiv werden, sodass Sie den Drang zum Orgasmus verspüren. Die Frau sollte dann die Intensität der Muskelanspannung reduzieren, damit der Orgasmus hinausgezögert wird.

8. Nach etwa fünfzehn Minuten, so Ramsdale, werden Sie »den Effekt eines bioelektrischen Kraftfeldes erleben«. Mit anderen Worten: Die Empfindungen, die Sie beide kreiert haben, sind so intensiv, dass Sie sich völlig von Ihrer Umgebung losgelöst und wie *ein* Wesen miteinander verbunden fühlen. Es ist ein elektrisierendes, transzendentales Gefühl von Wonne, das Sie mit Ihrem Partner teilen.

9. Genießen Sie dieses Gefühl, solange Sie möchten. Ramsdale empfiehlt, weitere fünfzehn Minuten in diesem »elektrischen Kraftfeld« zu verweilen, um den vollen tantrischen

Orgasmus zu erleben. Wenn Sie sich entscheiden, das Vergnügen des Orgasmus zu erleben, werden Sie sich ausgelassen und überschwänglich fühlen und eine andere Bewusstseinsebene erreichen – den Zustand spiritueller Ekstase.

Spiritueller Sex ist eine sehr persönliche, subtile Erfahrung. Wenn diese Emotionen von zwei Menschen, die sich lieben, geteilt werden, können sie in eine andere Welt führen.

Eine solche Erfahrung mag nicht für jeden das Richtige sein, aber diejenigen, die neugierig sind und etwas Neues ausprobieren wollen, können ein bisher unbekanntes Potenzial für sexuelles Vergnügen entdecken, das über ihr Vorstellungsvermögen weit hinausgeht. Tauchen Sie ein!

Noch ein Wort vor dem Höhepunkt

Unsere Sexualität ist ein Spiegel unserer Identität, des Teils unseres Selbst, das uns zu dem macht, was wir sind. Manche bezeichnen dies als »Seele«, aber ich betrachte es einfach als das, was wir unserem Gefühl nach sind. Diese Persönlichkeit tritt in all unseren Interaktionen und Beziehungen zu Tage – und ganz speziell in unseren sexuellen Beziehungen.

Sex ist die intimste Erfahrung, die wir mit einem anderen Menschen teilen können, denn dabei offenbaren wir unsere Persönlichkeit. Wir können nur ehrlich sein, wenn wir einander lieben. In den Jahren, in denen Männer und Frauen mir ihre sexuellen Erfahrungen anvertraut haben, haben die Betroffenen direkt aus ihrem inneren, komplizierten, verletzbaren Ich heraus gesprochen. Alles wird in einer sexuellen Beziehung offenbart. Aus diesem Grund sollte sie gepflegt, geehrt und mit größtem Respekt behandelt werden.

Anhang

Die häufigsten
sexuell übertragbaren Krankheiten

Chlamydien

Chlamydien werden oft als die »stille Krankheit« bezeichnet, weil normalerweise erst im fortgeschrittenen Stadium Symptome auftreten. Die Symptome bei Männern und Frauen können folgende Erscheinungen umfassen: ein brennendes Gefühl beim Urinieren, ungewöhnlicher Ausfluss aus Scheide oder Penis, Schmerzen im Unterbauch, Schmerzen beim Sex und bei Frauen Blutungen zwischen der Periode. Momentan sind etwa 350.000 Frauen in Deutschland mit Chlamydien infiziert.

Bei Frauen kann die Krankheit eine Bakterieninfektion in den Eileitern verursachen, die zu chronischen Schmerzen, Eileiterschwangerschaften und Unfruchtbarkeit führt.

Chlamydien können bei der Geburt von der Mutter auf das Kind übertragen werden und bei Neugeborenen Augen-, Ohren- und Lungeninfektionen verursachen. Die Krankheit lässt sich leicht mit Antibiotika behandeln, aber zu ihrer Diagnose müssen spezielle Tests durchgeführt werden.

Gonorrhö

Gonorrhö, umgangssprachlich auch als »Tripper« bezeichnet, ähnelt den Chlamydien, da es sich ebenfalls um eine Bakterieninfektion handelt, die bei Frauen oft nicht entdeckt wird, bis es bereits zu dauerhaften Schädigungen gekommen ist. Bei Männern umfassen die Symptome einen gelben, eiterartigen Ausfluss aus dem Penis, Schmerzen beim Urinieren, häufigen Harndrang und Schmerzen im Unterbauch. Diese sexuell übertragbare Krankheit ist hochgradig ansteckend und kann durch Kontakt mit Penis, Scheide, Mund oder After übertragen werden, auch wenn es nicht zur Penetration kommt. Wird sie nicht behandelt, kann sie Sterilität, Eileiterschwangerschaften und chronische Schmerzen verursachen. Außerdem kann sie zu Beckenentzündungen führen. Gonorrhö kann bei der Geburt von der Mutter auf das Kind übertragen werden und Augen-, Ohren- und Lungeninfektionen hervorrufen.

Syphilis

Syphilis ist eine sehr gefährliche Bakterieninfektion, die heute aber nur noch relativ selten vorkommt (jährlich zwischen 5000 und 10.000 Neuinfektionen). Wird Syphilis nicht behandelt, kann die Krankheit tödlich sein oder bei den Betroffenen irreparable Schäden an Herz, Gehirn, Augen und Gelenken verursachen. Vierzig Prozent aller Babys von Müttern mit Syphilis sterben bei der Geburt. Die Symptome sind nicht schmerzende Geschwüre, Ausschlag an den Handflächen und Füßen und geschwollene Lymphknoten. Wenn ein Geschwür oder Ausschlag vorhanden ist, ist die Syphilis bei oralem, vaginalem und analem Sex sehr ansteckend, sie wird aber auch über offene Wunden der Haut übertragen. Bei frühzeitiger Diagnose ist Syphilis mit hohen Antibiotikadosen heilbar.

Beckenentzündungen

Eine Beckenentzündung ist meistens das Ergebnis des fortgeschrittenen Stadiums von Chlamydien oder Gonorrhö und eine der Hauptursachen für Unfruchtbarkeit bei der Frau. Das häufigste allgemeine Anzeichen einer Beckenentzündung sind Schmerzen im Unterbauch. Andere Symptome sind Zwischenblutungen, eine auffällige Änderung der Ausflussmenge, Übelkeit oder Erbrechen und Fieber mit Schüttelfrost. Wenn eine Beckenentzündung rechtzeitig entdeckt wird, ist sie nicht lebensbedrohlich, aber wenn die Eileiter schon vor der Diagnose geschädigt wurden, kommt es zu bleibenden Folgen.

Trichomonaden

Trichomonaden sind amöbenartige Organismen, die beim Geschlechtsverkehr übertragen werden und eine Form der Scheidenentzündung verursachen. Nicht alle Formen der Scheidenentzündung werden sexuell übertragen, aber die Symptome sind ähnlich. Hefeinfektionen sind eine sehr häufige Form, die nicht unbedingt auf sexuellen Kontakt zurückzuführen ist. Eine Scheidenentzündung kann durch Scheidenduschen, die Einnahme von Antibiotika, das Tragen feuchter Unterwäsche, Mangelernährung und Produkte wie Gleitmittel, Intimsprays und mechanische Mittel zur Verhütung verursacht werden. Die Symptome sind ein grünlicher, gelber oder grauer Ausfluss mit ungewöhnlichem Geruch, Juckreiz in oder um die Scheide herum, Schmerzen beim Sex und beim Wasserlassen. Die Erkrankung ist eher unangenehm als gefährlich und lässt sich leicht durch verschreibungspflichtige Medikamente behandeln.

Herpes

Herpes ist ebenfalls eine häufig auftretende sexuell übertragbare Krankheit. Es gibt zwei Arten von Herpesviren: Den Herpes-Simplex-Virus 1, der im Mundbereich auftritt, und 2, der an den Genitalien auftritt. Der Herpes-Simplex-Virus 1 verursacht Bläschen an den Lippen und im Mund. Sichtbare Symptome des Herpes-simplex-Virus 2 sind schmerzhafte und/oder juckende Beulen oder Bläschen im Genitalbereich, bei Männern normalerweise am Penisschaft am Ende der Vorhaut oder im Bereich der Penisspitze. Bei Frauen kommt es im Scheidenbereich oder im Innern der Scheide und/oder am After zum Ausbruch von Bläschen. Bei Männern kann Herpes ebenfalls im Afterbereich auftreten, selbst wenn sie nie Analverkehr hatten. Manchmal treten die Herpessymptome zuerst in Bereichen auf, die über Nervenenden mit den Genitalien in Verbindung stehen, aber nicht an den Genitalien selbst. In diesem Fall sind Gesäß und Oberschenkel betroffen.

Herpes ist sehr ansteckend, wenn es während eines Ausbruchs zu körperlichem Kontakt kommt, aber man kann sich auch anstecken, wenn der Virus latent zu sein scheint. Dies liegt daran, dass er bei den meisten mit Herpes infizierten Menschen ohne Symptome reaktiviert werden kann.

Der erste Ausbruch von genitalem Herpes dauert meistens zwölf bis vierzehn Tage, während nachfolgende Ausbrüche kürzer und schwächer sind (sie dauern nur vier bis fünf Tage). Für diesen Virus gibt es keine Heilung, obwohl sich oral eingenommene Medikamente als sehr erfolgreich bei der Minimierung der Symptome bei akuten Ausbrüchen und bei der Unterdrückung zukünftiger Ausbrüche erwiesen haben. Wodurch ein erneuter Ausbruch ausgelöst wird, konnte noch nicht genau herausgefunden werden. Studien deuten jedoch darauf hin, dass ein starker Zusammenhang zwischen Herpesausbrüchen und Stress besteht.

Obwohl die Symptome für die Betroffenen sehr unangenehm sein können, besteht echte Gefahr nur für ungeborene Kinder oder für Menschen mit Immunschwächekrankheiten, beispielsweise HIV oder AIDS. Herpeserkrankungen von Neugeborenen sind ebenfalls ein Problem, aber neuere Untersuchungen weisen darauf hin, dass eine solche Erkrankung in Fällen, in denen die Mutter vor der Schwangerschaft mit Herpes infiziert wurde, sehr unwahrscheinlich ist. Herpes wird meistens bei der Entbindung übertragen und kann beim Neugeborenen schmerzhafte Bläschen und Schäden an den Augen, am Gehirn und an den inneren Organen verursachen. Eins von sechs Kindern, die mit Herpes geboren werden, überlebt nicht. Es ist dabei wichtig zu wissen, dass der Herpes beim Neugeborenen durch den Mann verursacht wird. Frauen, die sich in der Spätschwangerschaft anstecken und ihren ersten Ausbruch erleben, laufen am meisten Gefahr, ein krankes Kind zu bekommen. Wenn Sie und Ihre Partnerin also Nachwuchs planen und Sie unter Herpes leiden, Ihre Partnerin aber nicht, ist es ungeheuer wichtig, dass Sie während der Schwangerschaft den Safer Sex praktizieren und eine unterdrückende Anti-Virus-Behandlung in Betracht ziehen.

Wenn bekannt ist, dass die Mutter unter genitalem Herpes leidet, kann einer Schädigung beim Kind durch einen Kaiserschnitt vorgebeugt werden. Tatsächlich ist das Risiko heute jedoch so gering, dass bei Frauen mit wiederkehrendem Herpes nur dann ein Kaiserschnitt vorgenommen wird, wenn sie aktive Symptome haben.

Wenn Sie den Verdacht haben, dass Sie sich mit Herpes infiziert haben, gibt es einen Bluttest, mit dem die Diagnose auch ohne sichtbare Symptome gestellt werden kann. Häufiger werden Tests mit Virenkulturen durchgeführt, wozu der Arzt bei einem Bläschen, das sich noch in einem sehr frühen Stadium befindet, einen Abstrich vornimmt.

Genitalwarzen

Bei Genitalwarzen handelt es sich um eine Infektion mit dem
Humanen Papillomavirus (HPV), einer Virenfamilie, die aus
über 170 verschiedenen Arten besteht. Genitalwarzen sind
wahrscheinlich die häufigste sexuell übertragbare Krankheit
überhaupt. Bestimmte Formen verursachen sichtbare Warzen,
andere nicht. Genitalwarzen sind Wucherungen, die auf der Vulva, in oder um Scheide und After herum und an Muttermund,
Penis, Hodensack, in der Leistengegend oder an den Oberschenkeln auftreten können. Sie können erhaben oder flach
sein, allein oder in Gruppen auftreten, groß oder klein sein.
Alle sexuell aktiven Männer und Frauen können sich HPV zuziehen. Die Infektion geschieht durch direkten Kontakt bei vaginalem, oralem und analem Sex. In seltenen Fällen können
sich Säuglinge während der Geburt infizieren. Bestimmte HPV-
Arten können Muttermundkrebs verursachen, doch die Arten,
die Genitalwarzen verursachen, werden nicht mit Muttermundkrebs in Zusammenhang gebracht. Da der Virus jahrelang ruhen kann, gibt es für diese Krankheit keine Heilung. Genitalwarzen lassen sich durch Vereisen, Laseroperationen, chemi-
sche Peelings und Cremes behandeln. HPV-Arten, die keine
Genitalwarzen verursachen, werden meistens nicht entdeckt,
es sei denn, bei einem Abstrich wird eine Abnormität festgestellt. Die Infektion lässt sich bei der richtigen Diagnose gut in
den Griff bekommen. Aus diesem Grund ist es so wichtig, dass
sich Frauen und Männer regelmäßig untersuchen lassen. Männer sollten beispielsweise auf Abnormitäten an den Hoden
achten, während Frauen regelmäßig einen Abstrich vorneh-
men lassen sollten. Neue Wucherungen auf der Haut sollten
selbst, wenn sie nicht schmerzen, untersucht werden.

Hepatitis B

Eine Infektion, die durch den Hepatitis-B-Virus verursacht wird, gilt normalerweise nicht als sexuell übertragbare Krankheit, doch sie wird durch infiziertes Sperma, Scheidenabsonderungen und Speichel übertragen und geht auch leicht von der Mutter auf ihr ungeborenes Kind über. Die Infektion ist zudem einhundert Mal ansteckender als HIV. Man kann sich Hepatitis B durch vaginalen, oralen und analen Sex zuziehen. Man kann sich auch durch den direkten Kontakt mit einer infizierten Person über offene Wunden oder eine Schnittverletzung anstecken. Wenn bei Ihnen zu Hause jemand infiziert ist, können Sie sich schon allein durch die Verwendung desselben Rasierers oder derselben Zahnbürste anstecken. Man kann sich die Krankheit sogar zuziehen, wenn man die Ohrringe eines Infizierten trägt.

Hepatitis B greift die Leber an. Bei der leichtesten Form der Krankheit weiß der Betroffene meist nicht einmal, dass er infiziert ist, doch bei einigen Trägern kommt es zur Leberzirrhose und/oder Leberkrebs. Das Risiko, an Leberkrebs zu erkranken, ist zweihundert Mal höher, wenn diese Virusinfektion vorliegt. Wenn Symptome auftreten, ähneln sie stark einer Magen-Darm-Grippe. Suchen Sie sofort Ihren Arzt auf, wenn Sie unter Übelkeit, unerklärlicher Müdigkeit, dunklem Urin oder einer Gelbfärbung der Augen und Haut leiden. Die Behandlung der Krankheit besteht in Ruhe und einer eiweiß- und kohlehydrathaltigen Ernährung.

Es gibt eine Hepatitis-B-Impfung, die aus einer Reihe von Impfungen in den Arm besteht. Um sicher geschützt zu sein, müssen alle drei Impfungen erfolgen. Hepatitis B kommt hauptsächlich bei jungen Männern und Frauen vor, aber wenn man sich einmal infiziert hat, ist man sein Leben lang Träger der Krankheit. In Deutschland kommt es jährlich zu 5.000 bis

10.000 Neuinfektionen mit Hepatitis B. Nicht alle Ärzte sind
sich dieses zunehmenden Problems bewusst, und Sie sollten
keine Scheu haben, um eine Impfung zu bitten.

HIV/AIDS

AIDS wird durch eine Infektion mit dem Humanen Immun-
schwächevirus (HIV) verursacht. Wenn der HIV-Test positiv
ausfällt, heißt das, dass das Abwehrsystem des Betroffenen
HIV ausgesetzt war und dieser eine Immunreaktion ausgelöst
hat. HIV und AIDS sind nicht dasselbe, sondern das eine geht
dem anderen voraus. Man kann ohne HIV-Infektion nicht an
AIDS erkranken. Man kann jedoch einen positiven HIV-Test
haben, ohne dass AIDS diagnostiziert wird. HIV greift das
Immunsystem an, sodass der Körper nicht mehr in der Lage
ist, andere, an sich harmlose Krankheiten zu bekämpfen. In
Deutschland sind 35.000 bis 45.000 Menschen im Alter zwischen 20 und 40 mit HIV infiziert und jährlich kommen etwa
2.000 hinzu. Eine HIV-Infektion kann durch Blut, Sperma und
Scheidenabsonderungen übertragen werden. Durch Berührungen, Küssen, Essen, Husten, Mücken und Toilettenbrillen wird
HIV *nicht* übertragen. Bei HIV treten normalerweise keine
Symptome auf. Man kann mit dem Virus infiziert sein und sich
jahrelang völlig gesund fühlen. Leider führt der Virus letztlich
fast immer zu AIDS, und da das Immunsystem versagt, können
die Symptome von AIDS von einer Erkältung bis zum Krebs
reichen. Eine kleine Prozentzahl der Infizierten bekommt während der Primärinfektion eine akute Krankheit, die an das
Pfeiffersche Drüsenfieber erinnert. Obwohl AIDS nicht geheilt
werden kann, gibt es neue Medikamente, die die Wirkung von
HIV auf das Immunsystem dramatisch verlangsamen. Jeder sexuell aktive Mensch sollte einen HIV-Test durchführen lassen
und die für ein negatives Ergebnis erforderlichen sechs Mo-

nate abwarten, bevor er ungeschützten Sex mit einem neuen Partner hat.

Es gibt eine neue Testmethode für HIV: Orasure. Ähnlich wie beim Bluttest wird dabei eine Speichelprobe auf das Vorhandensein von HIV-Antikörpern getestet.

Ich konnte hier nur die häufigsten sexuell übertragbaren Krankheiten ansprechen – insgesamt kennt man über fünfzig. Meine Informationen sollen Ihnen keine Angst einjagen, sondern Sie vielmehr bestärken. Niemand sollte Angst davor haben, für seine sexuelle Gesundheit zu sorgen. Ich hoffe, dass verantwortungsvolles und vorsichtiges Verhalten in sexuellen Dingen durch diese Informationen zu einer Sache des gegenseitigen Respekts zwischen Ihnen und Ihrem Partner wird.

Danksagung

Das Schönste am Bücherschreiben ist das Verfassen dieser Seiten ...

Das unterstützende Team

Wie immer erhielt ich die größte Unterstützung von den Frauen meiner Familie: Dede, Katerena, Sherry, Lisa, Michelle und Carolynn.

Jay Rosen, Frankly Speaking, Inc., Marketing Director, die rechte Hand meines Geschäfts. Am Telefon ist er unschlagbar.

Ein herzliches Dankeschön an alle, die wieder eine Glanzleistung vollbracht haben: Jessica Kalkin, Bernhard Spigner, Maura McAniff, Kendra King, Raymond Davi, Bryce Britton, Priscilla Wallace, Sandra Beck, Jay Rosen, Alan Cochran, Christine Hildebrand, Nance Mitchell, Morley Winnick, Eileen Michaels, Mark Charbonneau, Liliana und Ali Moradi, Craig Dellio, Ron Ireland, Patrick Boyd, Flint Nelson, Paul Drill, Elaine Wilkes, Gwinn Ioka, Piper Dano.

Das kreative Team

Billie Fitzpatrick: Wir haben es wieder einmal geschafft, und die E-Mails waren wieder genauso gut. Gretchen: Danke für deine Geduld.

Debra Goldstein: Eine Traumagentin und viel, viel mehr; danke auch an ihr Team Steven und Bodhi.

Lauren Marion: Die Redakteurin des Buches, die alles sieht und uns sicher durch die Minenfelder geführt hat.

Cate Tynan, Assistentin, Liz DeRidder, Copy-Redakteurin, »J«, der Illustrator, Umi Kenyon, Grafiker für den Buchumschlag, und Wanda Knight, die sich um die Produktion gekümmert hat.

Mary Anne Naples und Mark Roy von Creative Culture, Chandler Crawford für den internationalen Verkauf und alle Mitarbeiter von Broadway Books.

Das Team für Forschung und Entwicklung

Penelope Hitchcock, D.V.M., Dr. Beverly Whipple, Dr. Patti Britton, Sherri J. Tenpenny, D.O., Dr. Gary Richwald, Dr. Joseph C. Wood, Dr. Stephen Sacks, Dr. Mitchell Tepper, Dr. Bernie Zilbergeld, Bryce Britton, M.S., Jacquie Brandwynne, Dennis Paradise, Dan und Shay Martin, Mark Fishman.

Literaturverzeichnis

Anand, Margot: The Art of Sexual Ecstacy: The Path of Sacred Sexuality for Western Lovers, Jeremy Tarcher, Los Angeles 1989.

Anand, Margot: The Art of Sexual Magic: Cultivating Sexual Energy to Transform Your Life, Tarcher/Putnam, New York 1995.

Anand, Margot: Magie des Tantra. Scydancing: Die hohe Schule der Erotik, Goldmann, München 1997.

Anand, Margot: Sexual Ecstacy: The Art of Orgasm. Exercises from the Art of Sexual Magic, Tarcher/Putnam, New York 2000.

Bakos, Susan Crain: What Men Really Want: Straight Talk from Men about Sex, St. Martinís, New York 1990.

Bakos, Susan Crain: Sexgeheimnisse. Für den ultimativen Lusttrip, Falken-Verlag, Niedernhausen 2001.

Block, Joel und Susan Crain Bakos: Sex Over 50, Rewar Books, Paramus N.J. 1999.

Chang, Stephen: Das Tao der Sexualität, Heyne, München 2001.

Chia, Mantak und Michael Winn: Taoist Secrets of Love: Cultivating Male Sexual Energy, Aurora Press, Santa Fee 1985.

Chia, Mantak und Maneewan Chia: Cultivating Female Sexual Energy: Healing Love through the Tao, Healing Tao Books, Huntington, New York 1991.

Chia, Mantak, und Douglas Abrams: The Multi-Orgasmic Male: How Every Man Can Experience Multiple Orgasms and Dramatically Enhance His Sexual Relationship, Harper, San Francisco 1997.

Goldstein, Irwin und Larry Rothstein: The Potent Male, Regenesis Cycle Press 1995.

Kaplan, Helen Singer: The New Sex Therapy: The Active Treatment of Sexual Disorders, Brunner/Mazel, New York 1974.

Keesling, Barbara: Super Sexual Orgasm. Discover the Ultimate Pleasure, HarperCollins, New York 1997.

Masters, William und Virginia Johnson: Human Sexual Response, Little, Brown and Company, Boston 1966.

Masters, William, Virginia Johnson und Robert C. Kolodny: Heterosexuality, HarperCollins, New York 1994.

Morin, Jack: Erotic Mind: Unlocking the Inner Sources of Sexual Passion and Fulfillment, HarperCollins, New York 1996. (dt.: Erotische Intelligenz. Die Erschließung der inneren Quellen sexueller Leidenschaft, Goldmann, München 1999.)

Milsten, Richard und Julian Slowinski: The Sexual Male: Problems and Solutions: A Complete Medical and Psychological Guide to Lifelong Potency, W.W. Norton and Company, New York 2000.

Muir, Charles und Caroline: Tantra: The Art of Conscious Loving, Mercury House, San Francisco 1990. (dt. Tantra. Die Kunst des bewussten Liebens, Heyne, München 1999.)

Otto, Herbert A.: Liberated Orgasms: The Orgasmic Revolution, Liberating Creations, Inc., Silverado, Calif. 1999.

Paget, Lou: Die perfekte Liebhaberin. Sextechniken, die ihn verrückt machen, Goldmann, München 2000.

Paget, Lou: Der perfekte Liebhaber. Sextechniken, die sie verrückt machen, Goldmann, München 2001.

Ramsdale, David und Ellen: Sexual Energy Ecstacy, A Practical Guide to Lovemaking Secrets of the East and West, Bantam, New York 1993.

Stubbs, Kenneth Ray und Louise-Andrée Saulnier: Erotic Massage: The Touch of Love, Secret Garden, Larkspur, Calif. 1993.

Stubbs, Kenneth Ray: The Essential Tantra: A Modern Guide to Sacred Sexuality, Jeremy Tarcher, Los Angeles 2000.

Tepper, Mitchell Steven: »Attitudes, Beliefs, and Cognitive Process That May Impede or Facilitate Sexual Pleasure and Orgams in People with Spinal Cord Injury«, Dissertation in Education, presented to the Faculties of the University of Pennsylvania in Partial Fulfillemt of the Riquirements for the Doctorate of Philosophy 1999.

Wallace, Irving: The Nympho and Other Maniacs: The Lives, the Loves and the Sexual Adventures of Some Scandalous and Liberated Ladies, Simon & Schuster, New York 1971.

Watson, Cynthia Mervis: Love Potions: A Guide to Aphrodisiacs and Sexual Pleasures, Tarcher/Putnam, New York 1993.

Zilbergeld, Bernie: The Male Sexuality, Bantam, New York 1978. (dt. Männliche Sexualität: Was (nicht) alle schon über Männer wussten, dgvt-Verlag 1999.)

Zilbergeld, Bernie: The New Male Sexuality: The Truth about Men, Sex, and Pleasure, Bantam, New York 1999. (dt. Die neue Sexualität der Männer. Was Sie schon immer über Männer, Sex und Lust wissen wollten, dgvt-Verlag 2000.)

Register